Differenzierungen im Beweglichkeitstraining

Differenzierungen im Beweglichkeitstraining

Funktionelle Entspannung,
Mobilisation
Strukturelle Verlängerung

Thomas Gisler

67 Abbildungen

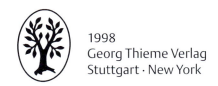

1998
Georg Thieme Verlag
Stuttgart · New York

Die Deutsche Bibliothek – CIP-Einheitsaufnahme

Gisler, Thomas:
Differenzierungen im Beweglichkeitstraining : funktionelle Entspannung, Mobilisation, strukturelle Verlängerung / Thomas Gisler. [Zeichn.: Markus Voll]. – Stuttgart ; New York : Thieme, 1998

Umschlaggraphik:
Martina Berge, Erbach/Ernsbach

Thomas Gisler
Schädrütihalde 3
CH-6006 Luzern

Geschütze Warennamen (Warenzeichen) werden nicht besonders kenntlich gemacht. Aus dem Fehlen eines solchen Hinweises kann also nicht geschlossen werden, daß es sich um einen freien Warennamen handele.

Das Werk, einschließlich aller seiner Teile, ist urheberrechtlich geschützt. Jede Verwertung außerhalb der engen Grenzen des Urheberrechtsgesetzes ist ohne Zustimmung des Verlages unzulässig und strafbar. Das gilt insbesondere für Vervielfältigungen, Übersetzungen, Mikroverfilmungen und die Einspeicherung und Verarbeitung in elektronischen Systemen.

© 1998 Georg Thieme Verlag,
Rüdigerstraße 14, 70469 Stuttgart
Printed in Germany

Satz: Mitterweger Werksatz GmbH,
68723 Plankstadt

Druck: Gulde-Druck GmbH,
72070 Tübingen

ISBN 3-13-111071-6   1 2 3 4 5 6

Wichtiger Hinweis:
Wie jede Wissenschaft ist die Medizin ständigen Entwicklungen unterworfen. Forschung und klinische Erfahrungen erweitern unsere Kenntnisse, insbesondere was Behandlung und medikamentöse Therapie anbelangt. Soweit in diesem Werk eine Dosierung oder eine Applikation erwähnt wird, darf der Leser zwar darauf vertrauen, daß Autoren, Herausgeber und Verlag große Sorgfalt darauf verwandt haben, daß diese Angabe **dem Wissensstand bei Fertigstellung des Werkes** entspricht.

Für die Angaben über Dosierungsanweisungen und Applikationsformen kann vom Verlag jedoch keine Gewähr übernommen werden. **Jeder Benutzer ist angehalten,** durch sorgfältige Prüfung der Beipackzettel der verwendeten Präparate und gegebenenfalls nach Konsultation eines Spezialisten festzustellen, ob die dort gegebene Empfehlung für Dosierungen oder die Beachtung von Kontraindikationen gegenüber der Angabe in diesem Buch abweicht. Eine solche Prüfung ist besonders wichtig bei selten verwendeten Präparaten oder solchen, die neu auf den Markt gebracht worden sind. **Jede Dosierung oder Applikation erfolgt auf eigene Gefahr des Benutzers.** Autoren und Verlag appellieren an jeden Benutzer, ihm etwa auffallende Ungenauigkeiten dem Verlag mitzuteilen.

Vorwort

Jede körperliche Arbeit, somit auch die sportliche Leistung, wird von Muskeln erbracht. Dynamische und statische Leistungen werden nicht nur durch Kraft und Ausdauer bestimmt, sondern hängen in ihrer ökonomischen und leistungsphysiologischen Qualität weitgehend auch von der Beweglichkeit ab. Heute gibt es eine Vielzahl von Störfaktoren, die auf die Beweglichkeit einwirken und dadurch die Bewegungsqualität, die interstrukturelle Belastungsharmonie und das Wohlbefinden des Einzelnen beeinflussen.

Manche Methoden des Beweglichkeitstrainings und gewisse Dehntechniken stoßen auf Kritik. Auch ich gehöre zu den Kritikern, aber ohne Alternativangebote wäre Kritik nicht konstruktiv. Mit neuen Aspekten beim Dehnen der Muskulatur, die von der Differenzierung der Indikation zur Dehnung ausgehen, möchte ich Therapeuten und Sportlehrern eine zusätzliche Perspektive eröffnen. Hierbei wird das Beweglichkeitstraining von den physiologischen Möglichkeiten der Muskulatur abgeleitet, was zu differenzierteren Behandlungsmethoden führt. Zudem liegt dem ganzen aus dehnungsphysiologischen Überlegungen ein gezielteres und problemangepaßteres Vorgehen zugrunde, wobei die qualitativen und quantitativen Dehnungsziele etwas revidiert und immer individuell angepaßt werden.

Dieses Buch richtet sich an alle, die in dem von Unsicherheit geprägten Umfeld des Muskeldehnens nach Klarheit streben. Jedoch auch an diejenigen, die für sich selbst oder zur Weitervermittlung Maßnahmen suchen, die in ihrer Wirkung auf diversen Ebenen dehnungsphysiologische Effizienz erbringen und sich letztendlich bei gezielter Anwendung positiv auf die Harmonie der Systeme auswirken. Dadurch lassen sich übergeordnete prophylaktische, therapeutische und leistungsspezifische Ziele realisieren.

Mein Dank gilt dem Thieme Verlag für das spontane Interesse an der Verlegung meines Buches. Vor allem möchte ich mich ganz herzlich bei Frau Rosi Haarer-Becker, Programmplanung Physiotherapie, für die überaus kompetente Betreuung und gute Zusammenarbeit bedanken. Ein Dankeschön geht auch an Herrn Voll für die Übungsillustrationen, die das Wesentliche auf den ersten Blick zeigen. Ebenso an Frau Dr. Martens für das Redigieren des Manuskriptes.

Last but not least danke ich meiner Frau für ihre stetige Unterstützung.

Thomas Gisler
Luzern, April 1998

Inhaltsverzeichnis

1 Einführung 1
1.1 Aktuelle Situation 1
1.2 Qualitätsmerkmale und Defizite 1
1.3 Zukunftsperspektiven 2

2 Physiologische Grundlagen der Muskelverspannung und -verkürzung 3
2.1 Tonische, phasische und neutrale Muskulatur 3
2.2 Muskelfasertypus 4
2.3 Neuronale Steuerung der Muskelaktivität und mögliche Störgrößen ... 4
2.4 Trophik 15
2.5 Diagnostische, therapeutische und prophylaktische Aspekte bei Muskelverspannungen . 16
2.6 Diagnostische, therapeutische und prophylaktische Aspekte bei Muskelverkürzungen .. 17

3 Muskuläre Dysbalance und muskuläre Dysharmonie 18
3.1 Muskuläre Dysbalance (MDB) 19
3.2 Die muskuläre Dysharmonie (MDH) 23

4 Physiologische Grundlagen und Methoden der Muskelverlängerung 28
4.1 Physiologische Grundlagen der Muskelverlängerung 28
4.2 Methoden der Muskelverlängerung 35

5 Funktionelle Entspannung (FE) – Theorie 45
5.1 Ziel und Wirkung der funktionellen Entspannung 46
5.2 Strukturelle Aspekte und technische Ausführung 46
5.3 Nutzen und Grenzen der funktionellen Entspannung 46
5.4 Optimaler Anwendungszeitpunkt 47
5.5 Entspannungstechniken 47
5.6 Vorgehen 47
5.7 Ausführungsdichte in der Trainingseinheit 48
5.8 Ausführungshäufigkeit pro Woche 48
5.9 Erfolgsaussichten 49
5.10 Erfolgsdezimierung 49
5.11 Dehnungsprioritäten 49
  Zielmuskeln der funktionellen Entspannung – Praxis
  M. extensor carpi radialis brevis; M. extensor digitorum 52
  M. trapezius (Pars descendens) 54
  M. semispinalis capitis; M. semispinalis cervicalis/thoracis ... 56

M. splenius capitis, M. longissimus capitis 58
M. levator scapulae 60
Dorsale Schultermuskeln 62
M. pectoralis major (Variante I) 65
M. pectoralis major (Variante II) 67
M. erector spinae im Lumbalbereich (Variante I: bilaterale Dehnung) 69
M. erector spinae im Lumbalbereich (Variante II: unilaterale Dehnung) 72
Tiefe Rückenmuskeln, v.a. Mm. rotatores, M. multifidus und tiefe Gesäßmuskeln, v.a.
M. piriformis, M. quadratus lumborum 74
M. quadratus lumborum 76
M. iliopsoas 78
M. piriformis (Variante I – für Personen mit einer mittleren bis guten Beweglichkeit des
M. piriformis) 80
M. piriformis (Variante II) 82
M. tensor fasciae latae 84
Mm. adductores 86
Mm. ischiocrurales (Variante I) 89
Mm. ischiocrurales (Variante II) 92
M. quadriceps femoris 94
M. triceps surae 98

6 Strukturelle Verlängerung der Muskulatur (SV) – Theorie 101
6.1 Ziel und Wirkung der strukturellen Verlängerung 102
6.2 Prophylaktische Aspekte 102
6.3 Nutzen und Grenzen der strukturellen Verlängerung 102
6.4 Optimaler Anwendungszeitpunkt 103
6.5 Dehnungstechniken 103
6.6 Vorgehen 105
6.7 Ausführungsdichte in der Trainingseinheit 106
6.8 Ausführungshäufigkeit pro Woche 106
6.9 Erfolgsaussichten 106
6.10 Erfolgsdezimierung 106
6.11 Dehnungsprioritäten 106

Zielmuskeln der strukturellen Verlängerung – Praxis
Zielmuskeln der strukturellen Verlängerung (SV) 108
M. semispinalis capitis 109
M. trapezius, Pars descendens 111
M. pectoralis major 113
M. quadriceps femoris 115
Mm. ischiocrurales 117
Mm. adductores 119
M. triceps surae 121
Mm. rotatores, M. multifidus 123
M. multifidus, M. erector spinae im Lumbalbereich (Mm. ischiocrurales und
M. triceps surae bei Varianten) 125
M. iliopsoas, M. quadriceps femoris, M. pectineus, Mm. ischiocrurales 127
M. iliopsoas, M. quadriceps femoris, Mm. ischiocrurales, M. quadratus lumborum,
M. multifidus, M. erector spinae 129
Mm. adductores, Mm. ischiocrurales 131
Muskeln der Planta pedis, M. triceps surae, Mm. peronaei, M. quadriceps femoris,
M. erector spinae 133

	M. iliopsoas, M. pectineus, M. quadriceps femoris, Mm. ischiocrurales	135
	Mm. adductores	137

7 Mobilisation – Theorie ... 139

7.1	Ziel und Wirkung der Mobilisation	140
7.2	Prophylaktische Aspekte	140
7.3	Therapeutische Aspekte	140
7.4	Nutzen und Grenzen der Mobilisation	140
7.5	Vorgehen	141
7.6	Ausführungsdichte	141
7.7	Erfolgsaussichten	141
7.8	Erfolgsdezimierung	141

Zielbereiche der Mobilisation – Praxis

Zielbereiche der Mobilisation	144
Nacken- und Rückenmuskeln im Kopfbereich	145
M. trapezius, Pars descendens, M. semispinalis, M. longissimus capitis	147
M. trapezius, Pars descendens, M. splenius capitis	149
M. trapezius, Pars descendens, M. levator scapulae	151
Gelenke der Brustwirbelsäule – Flexion und Extension	153
M. erector spinae im Lumbalbereich	155
Gelenke der Brustwirbelsäule – Seitwärtsbewegungen	157
M. erector spinae, M. quadratus lumborum	158
Mm. rotatores breves und longi, M. multifidus	160
Hinweise	162

8 Schlußfolgerungen ... 163

9 Literatur ... 164

10 Sachverzeichnis ... 165

1 Einführung

1.1 Aktuelle Situation

Das „Stretching" hat vor knapp 20 Jahren die ältere Dehnmethode, das oft unphysiologische „Wippen" weitgehend abgelöst. In der darauf folgenden Zeit wurde eine richtiggehende „Stretchingwelle" ausgelöst. Jedoch scheint sich im Hinblick auf eine ausgewogene Beweglichkeit kaum etwas verändert zu haben. Im Gegenteil stellt man sogar eher eine Zunahme muskulärer Verspannungen und Verkürzungen fest.

Ursachen der oft mangelhaften Wirksamkeit waren technische Defizite der Dehnmethode bzw. der einzelnen Dehnübungen. Diese wiederum gründeten in ungenügendem Wissen über die Physiologie und Biomechanik der Bewegungsapparate. Die Sportwissenschaft hat eine zeitige Qualitätssicherung mit entsprechenden inhaltlichen Korrekturen verpaßt. Beim immer noch praktizierten Stretching dauerte es fast zwanzig Jahre, bis man überhaupt damit begann, mit wissenschaftlichen Untersuchungen den Nutzen zu erforschen.

1.2 Qualitätsmerkmale und Defizite

Nach aktuellem Wissensstand bestehen prinzipiell zwei Möglichkeiten der Muskeldehnung: die *funktionelle Entspannung* und die *strukturelle Verlängerung*. Differenzierungen in spezifische Leistungsziele mit den entsprechenden Grundlagen der technischen Ausführung wurden beim Dehnen bisher kaum durchgeführt. Folglich bestehen in diesem Bereich grundlegende Mängel, die sich in einem etwas wahllosen Mix von Trainingsreizen dokumentieren. Die geschilderte Situation führte dazu, daß viele Übungen den angepriesenen Nutzen nicht erbringen konnten.

Im Gegensatz zur weit verbreiteten Meinung ist ein qualitativ erfolgreiches Dehnen aus verschiedenen Gründen technisch anspruchsvoll und muß daher auch sorgfältig erlernt werden.

In der Vergangenheit zeigte jedoch Übungswahl und technische Ausführung oft eine ungenügende Berücksichtigung der anatomischen und biomechanischen Gegebenheiten.

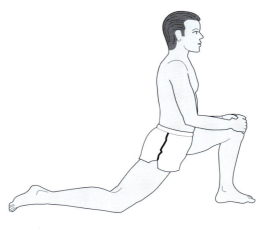

Beispiel 1

Diese Übung soll eine Dehnung des M. iliopsoas versprechen. Dies ist jedoch nicht ausreichend möglich. Spürbare Dehnungsreize hat man dabei hingegen im M. quadriceps femoris, vor allem im M. rectus femoris. Eine funktionelle Entspannung dieses Muskels ist aber ebenfalls nicht erreichbar, weil der M. rectus femoris in der dargestellten Position eine Haltefunktion übernimmt, also tonisiert wird.

Beispiel 2 zeigt einerseits anatomische Defizite auf, andererseits ist sie unter biomechanischen Gesichtspunkten nicht unbedenklich. In den Zielmuskeln – der Rückenstrecker M. longissimus und M. iliocostalis – erreicht man hiermit keinen guten Dehneffekt. Dafür kommt es jedoch zu einer Überlastung des M. multifidus und der wirbelsäulennahen Bandstrukturen sowie der Bandscheiben im Lumbalbereich.

Durch das Heranrücken der Ferse an das Gesäß entstehen im Beispiel 3 Scherkräfte im Knie-

1 Einführung

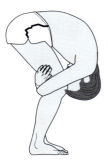

Beispiel 2

gelenk. Dabei können das vordere Kreuzband und die Kniegelenkkapsel unphysiologisch mitgedehnt werden. Der eigentliche Zielmuskel, der M. rectus femoris, erfährt allenfalls eine leichte, nicht zielgerechte Dehnung.

Beweglichkeitsdefizite müssen immer individuell ermittelt werden. Um eine optimale Dehnungseffizienz zu erreichen, die sowohl ge-

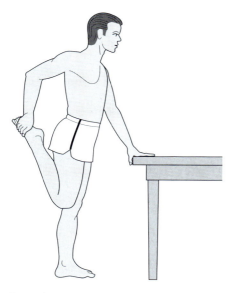

Beispiel 3

sundheitlichen als auch leistungsphysiologischen Aspekten gerecht wird, sollten die Dehnprioritäten dementsprechend auf die persönlichen Defizite ausgerichtet sein. Dieses Wissen um den persönlichen Dehnungsanspruch ist aber unvollständig bzw. meistens sogar überhaupt nicht vorhanden. Hierdurch wird es unmöglich, eine Übung zielorientiert und nutzbringend einzusetzen wie es beispielsweise Korrekturen von muskulären Dysbalancen und Dysharmonien verlangten.

Dehnen und Entspannen erfordern ein gutes Körpergefühl mit der entsprechenden Fähigkeit dazu. Doch fällt bei den meisten praktizierten Dehnübungen eine Oberflächlichkeit auf, die einem optimalen Nutzen im Wege stehen.

1.3 Zukunftsperspektiven

Arbeits- und auch Freizeitverhalten werden sich vermutlich weiterhin zunehmend von der notwendigen Bewegungs- und Belastungsvielfalt entfernen. Bewegungsmonotonien und Fehlbelastungen werden in der Folge vermehrt zu degenerativen Prozessen führen, die mit einer Zunahme muskulärer Probleme einhergehen. Dazu gehören in besonderem Maße Verspannungen und Verkürzungen. Die Ansprüche an fundierte und gezielte Dehnungspraktiken werden somit steigen.

Das Beweglichkeitstraining wird wissenschaftlich fundiert werden. Den differenzierten Ansprüchen werden neue, angemessenere Dehnungsmethoden mit (hoffentlich!) neuen leistungsphysiologischen Zielen und verbesserter Technik in der Ausführung zur Verfügung stehen.

Mit den in diesem Buch dargestellten vielfältigen Möglichkeiten des Beweglichkeitstrainings soll ein Schritt in Richtung eines physiologisch begründeten Vorgehens mit neuen Schwerpunkten getan werden.

Die Grundlagen beruhen zum einen auf dem aktuellen wissenschaftlichen Stand, zum anderen auch auf langjährigen Erfahrungen und Beobachtungen aus meiner eigenen praktischen Tätigkeit.

2 Physiologische Grundlagen der Muskelverspannung und -verkürzung

2.1 Tonische, phasische und neutrale Muskulatur

Die Skelettmuskulatur des Menschen besteht aus etwa 400 Einzelmuskeln von unterschiedlicher Form und Größe.

Alle Muskeln weisen grundsätzlich – auch in Ruhe – eine bestimmte Spannung auf, den sogenannten *Tonus*. Er ist individuell verschieden, bei den einzelnen Muskeln unterschiedlich hoch und kann auch beim selben Muskel variieren. Der Muskeltonus wird vom Nervensystem gesteuert und bestimmt die Haltung des Körpers. Ein Tonusverlust geht mit dem Verlust der Leistungsfähigkeit einher und verschlechtert die Statik des Körpers.

Manche Muskeln haben vor allem die Funktion, ein Gelenk in einer bestimmten Position zu halten und damit die Stellung eines Körperteils zu sichern (Haltemuskeln). Andere Muskeln sind in erster Linie für Bewegungen zuständig; sie erfüllen dynamische Aufgaben.

Der heutige Wissensstand und die praktischen Erfahrungen lassen eine tonusspezifische Unterteilung in die folgenden drei Gruppen zu:

❖ tonische Muskeln
❖ phasische Muskeln
❖ neutrale Muskeln

2.1.1 Tonische Muskeln

Definition: Muskeln, die dazu neigen, ihren Grundtonus zu erhöhen.

Die Gründe für einen erhöhten Muskeltonus werden in späteren Kapiteln beschrieben. Allgemein kann gesagt werden, daß eine ständige Reizüberflutung – welcher Art auch immer – und Stoffwechseldefizite die wichtigsten Ursachen von Muskelverspannungen und Muskelverkürzungen darstellen. Der Leistungsstandard der betroffenen Muskulatur spielt dabei kaum eine Rolle. Verspannungen und Verkürzungen können in hypertrophen, kräftigen Muskeln ebenso auftreten wie in atrophierten, schwachen Muskeln.

Bei den *hypertrophen Muskeln* kommt es durch den viel zu intensiven Trainingsreiz bei fehlender Regenerationszeit zu einer Reizüberflutung.

Bei *atrophiertem Muskelgewebe* stellt der Leistungsverlust die Ursache für viele Überreizungen dar. Das Absinken der Reizschwelle eines Muskels bedeutet, daß selbst die normalen alltäglichen Beanspruchungen zu Überreizungen führen. In einem solchen Fall sind chronische Verspannungen und Verkürzungen kaum vermeidbar. Der gleichzeitige enorme Verlust an koordinativen Fähigkeiten und die verschlechterte Stoffwechselsituation im Muskel verstärken das Problem noch.

Betroffen von *Verspannungen und Verkürzungen* sind oft die statischen Muskeln, die in der täglichen Aktivität der Haltungssicherung dienen und selbst in Ruhepositionen immer wieder gebraucht werden. Hierbei kann es leicht zu einer Reizüberflutung kommen, so daß der ohnehin aufgrund der Haltefunktion hohe Grundtonus in den pathologischen Bereich ansteigt.

Merke:
> Tonische Muskeln haben oft sowohl *statische* als auch *dynamische Aufgaben* (z.B. der M. quadriceps).
> Tonische Muskeln haben manchmal in bezug auf ihre Mitarbeit bei der Antigravitation eine *zur Erholung ungünstige Lage* (z.B. der kraniale Teil des M. trapezius).
> Tonische Muskeln bekommen *wenig synergistische Leistungshilfe* (Leistungseinsamkeit).
> Die *Belastungsintensität* ist meist überdurchschnittlich hoch.

> Die *Belastungsdauer* ist im Vergleich besonders lang (z.B. beim M. erector spinae in der Lumbalzone).
> Die *Belastungshäufigkeit* ist oft deutlich höher (z.B. beim M. biceps im Vergleich zum M. triceps).

2.1.2 Phasische Muskeln

Definition: Muskeln, die dazu neigen, ihren Grundtonus zu verringern.

Muskeln, die nur eine geringe Haltefunktion haben, die statisch unterbelastet sind oder aufgrund von mangelnder Aktivität zu wenig Reize erhalten, besitzen oder entwickeln einen niedrigen Grundtonus. Der Muskeltonus kann so weit absinken, daß ein vollständiger Funktionsverlust eintritt und die betreffende Muskulatur nahezu unbrauchbar wird. Dies hat für die Statik, die betroffenen Gelenke, für andere Muskeln und für die spezifische und allgemeine Leistungsfähigkeit sehr nachteilige Folgen.

Die Dehnung eines phasischen Muskels ist in den meisten Fällen wirkungslos oder hat sogar unerwünschte Wirkungen. Ein phasischer Muskel bedarf in erster Linie einer Kräftigung. Der begleitende Tonisierungseffekt kann zu einer Balancierung und Harmonisierung des gesamten beteiligten Muskelsystems beitragen.

2.1.3 Neutrale Muskeln

Definition: Muskeln, die weder typisch tonisch noch typisch phasisch reagieren.

Ihr Tonus ist darum meistens ausgeglichen und bereitet keine Probleme.

In seltenen Fällen können aber auch neutrale Muskeln durch einseitige extreme Belastungsreize oder durch einen chronischen Reizmangel mit einer Zunahme oder Abnahme des Tonus reagieren. Dieser Situation sollte dann adäquat mit einer Dehnung bzw. einer Kräftigung begegnet werden.

2.2 Muskelfasertypus

Lange wurde angenommen, daß der Muskelfasertypus (ST-Fasern und FT-Fasern) eine wichtige Rolle bei Veränderungen des Muskelgrundtonus spielen. Neueste Untersuchungen widerlegen diese These weitgehend und drängen nach einer komplexeren und differenzierteren Betrachtungsweise der Muskelverspannungen und Muskelverkürzungen. Wissenschaftliche Untersuchungen ergaben bezüglich des Muskelfaserverhaltens, daß sich der Tonus der Fasern nach dem Tonus der umgebenden Muskulatur richtet. Entnimmt man einem tonischen Muskel eine Muskelfaser und pflanzt sie in einen phasischen Muskel ein, so übernimmt sie schon nach kurzer Zeit die phasischen Eigenschaften des umliegenden Muskelgewebes. Umgekehrt wird eine ursprünglich phasische Muskelfaser im Umfeld von tonischen Muskelfasern in Kürze zu einer tonischen Faser und bleibt auch tonisch.

Die Konsequenz daraus ist, daß der Fasertypus an sich nicht die Ursache von tonischem oder phasischem Verhalten darstellt.

2.3 Neuronale Steuerung der Muskelaktivität und mögliche Störgrößen

Normotone Muskulatur erlaubt durch entsprechende Tonusveränderungen sofort einen Haltungswechsel oder spezifische Bewegungsabläufe. Hypertonisierte, verspannte Muskeln behindern diese Reaktionsfähigkeit, vor allem wird eine Verlängerung der Muskulatur behindert. Im hypertonisierten Muskel kommt es in den unter Dauerzug stehenden Strukturen zu einer Beeinträchtigung des Stoffwechsels. Umbauprozesse und chronische Schmerzen können die Folge sein.

Da die Aktivität der Muskelfasern durch überschwellige Stimulation der Aα-Motoneuronen induziert wird, stellt sich die Frage, welche Systeme die α-Motoneuronen beeinflussen. Es sind dies:

❖ höhere motorische Systeme,
❖ das Antigravitationssystem,
❖ das Schmerzsystem,
❖ das limbische System,
❖ das thermoregulatorische System,
❖ die lokale und die allgemeine Nutrition.

2.3.1 Höhere motorische Systeme

Sensomotorisches Potential

Bereits von Geburt an verfügen wir über ein unerschöpfliches sensomotorisches Potential. Angetrieben durch die in jedem Menschen verankerte Bewegungslust (zumindest in den ersten Lebensjahren!), beginnt beim Säugling mit strampelnden, ruckartigen und noch unpräzisen Bewegungen die Reifung des sensomotorischen Systems. Mit der Zeit werden die Bewegungsmuster flüssiger, harmonischer und vielfältiger - bis die ersten Monotonien auftreten und zu echten Entwicklungshemmungen führen. Diese Monotonien beobachtet man heute bereits ab dem 5. Lebensjahr. Sie begleiten uns zunehmend während des gesamten Lebens und können schon vom Jugendalter an schädigend wirken.

Willkürliche Bewegungen werden vom sensomotorischen Cortex aus gesteuert und dort auch gespeichert. Voraussetzung für eine dauerhafte und zuverlässig abrufbare Bewegungsqualität ist der ständige Gebrauch bei einer möglichst großen Bewegungsvielfalt.

Inaktivität und stereotype Bewegungsspezialisierung in Sport und Beruf hemmen die Entwicklung der individuellen motorischen Kapazitäten und verhindern somit eine Ausschöpfung vorhandener Ressourcen. *Werden mögliche Bewegungsräume nicht genutzt, entstehen muskuläre Verkürzungen.*

Verlust der Grundspannung

Die Grundspannung und alle Spannungsveränderungen der Muskeln werden durch die überschwellige Aktivierung der Aa-Motoneuronen induziert. Nach intensivem Muskelgebrauch stellt sich nicht sofort eine Beruhigung der Nervenaktivität ein. Diese benötigt bis zu ihrer Normalisierung eine gewisse Erholungszeit. Während dieser Zeit bleibt auch die Muskelspannung erhöht, die erst nach Abnahme der Nervenerregung auf das Niveau des Grundtonus zurückkehrt.

Bei übermäßiger Beanspruchung eines Muskels ist eine Erholung nur bedingt oder im Extrem nicht mehr möglich. Unter kumulativer Erregung der Motoneuronen wird es der Muskulatur immer weniger möglich, zur eigentlichen Grundspannung zurückzukehren. So kommt es zu einer allmählichen Entwicklung funktioneller Verspannungen. Bei Untersuchungen wurde festgestellt, daß sich hierbei die Muskeln bis zu einem Drittel ihrer ursprünglichen Grundlänge verkürzen können (Grosser, 1993).

Reizarmut durch Inaktivität

Von Inaktivität oder Bewegungsmangel kann dann gesprochen werden, wenn die muskuläre Beanspruchung chronisch unterhalb einer Reizschwelle liegt, die notwendig wäre, um die funktionelle und strukturelle Kapazität der Muskulatur zu erhalten. Fehlen diese notwendigen Reize, kommt es zu einer vorzeitigen Degeneration praktisch aller Strukturen des Bewegungsapparates und ihrer versorgenden Systeme (Atmungs- und Herz-Kreislauf-System). Stellen nun bereits normale Alltagsbelastungen eine strukturelle Überlastung dar, kann man sich vorstellen, wie schnell Fehlbelastungen und vor allem eine Belastungsmonotonie zum Problem werden können, in bezug auf die Muskulatur bis hin zur *muskulären Verkürzung*.

Alle Strukturen, vor allem aber das Muskelgewebe, sind auf tägliche adäquate Belastungsreize, auf den täglichen Gebrauch angewiesen. Fehlen diese Reize weitgehend, kommt es zu einer negativen Anpassung in Form von quantitativen und qualitativen Verlusten und letztlich zu degenerativen Prozessen.

Im heutigen Bewegungsverhalten vieler Menschen fehlen die adäquaten Längenreize für einen großen Teil der Muskeln. Als prägnantes Beispiel sei hier die Situation des M. iliopsoas bei vorwiegend sitzender Arbeitsweise genannt.

Seine ungefähre Grundlänge und seinen Grundtonus erreicht der M. iliopsoas im Stehen. Beim Sitzen bewegen sich seine Ursprünge und der Ansatz aufeinander zu. Dadurch verliert der Muskel jegliche Längenreize und auch seinen Grundtonus. *Auf die Dauer führt dies zu einer strukturellen Längenabnahme des Muskels.*

Sitzen ist heute für die meisten Menschen eine langfristige und kontinuierliche monotone Haltung (ca. 10–15 Stunden täglich!). Folgende (aber auch andere) tonische Muskeln reagieren bei Reizarmut mit strukturellen Muskelverkürzungen und daraus resultierenden Leistungseinbußen:

- M. trapezius,
- M. levator scapulae,
- M. pectoralis major,
- M. erector spinae (HWS- und LWS-Anteil),
- M. quadratus lumborum,
- M. iliopsoas,

- Mm. ischiocrurales (alle drei Anteile),
- M. rectus femoris,
- Mm. adductores,
- M. triceps surae.

Die Muskeln mit eher phasischem Charakter hingegen werden funktionell länger, zeigen dann aber ebenfalls markante Leistungsverluste.

Die dargestellte Symptomatik ist ein möglicher Ausgangspunkt für die Erklärung der heute so weit verbreiteten muskulären Dysbalancen bei eher inaktiven Menschen. *Hierunter entwickeln sich Schmerzen, die wiederum Verspannungen, in der Folge Verkürzungen und muskuläre Dysbalancen provozieren.* Ein Teufelskreis entsteht (s.S. 20–22).

Der berufliche Alltag bringt für die meisten Muskeln nur noch unterschwellige Reize hervor. Selbst manche Sportarten liefern keine adäquaten Längenreize mehr. Seine Wirkung bleibt aufgrund von einseitigen Trainingsmaßnahmen häufig nur auf wenige Muskelgebiete beschränkt. Hier resultiert ein negatives Adaptationsverhalten, daß u.a. zu *strukturellen Muskelverkürzungen* führt. Vermehrte Bewegungsvielfalt, höhere Bewegungsqualität und adäquate Belastungshäufigkeit sind einfache Verhaltensänderungen, um der Reizarmut wirksam zu begegnen.

Bewegungsmonotonie

Wie Abb. 2.1 **b** zeigt, kann eine vorwiegend sitzende Arbeitsweise zu einer Verkürzung des M. iliopsoas führen.

Ein ständiger Wechsel von Spannung und Entspannung im Muskel ist für einen gesunden Metabolismus und eine regelrechte Funktion unabdingbar. In unserer hochtechnisierten Welt wird man diesem Anspruch jedoch kaum noch gerecht. Maschinen reduzieren unsere Bewegungsvielfalt. Es entsteht ein Gebrauchsdefizit. Stereotype Bewegungsmuster gehen mit einer übermäßigen Benutzung nur weniger Muskeln einher, bei gleichzeitigem Belastungsmangel von anderen. Die überlasteten Muskeln erfahren eine kontinuierliche Reizüberflutung. *Die Folge sind muskuläre Verspannungen.* Die unterbelasteten Muskeln dagegen degenerieren.

Stereotype und monotone Belastungen sind somit unfunktionell, da sie den Strukturen nicht gerecht werden. Sie lassen sich grob in Beruf und Sport (Freizeit) unterteilen. Tätigkeitsbereiche mit unterschiedlichen Problemmustern:

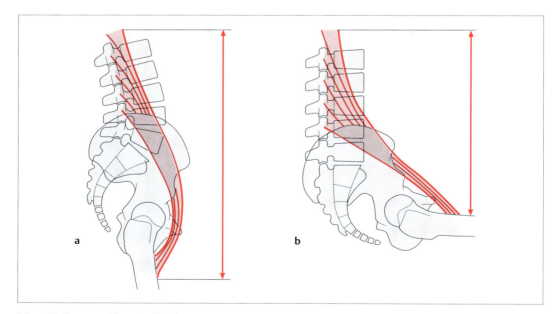

2.1 **a** M. iliopsoas, Länge im Stand
2.1 **b** M. iliopsoas, eine vorwiegend sitzende Arbeitsweise kann zu einer Verkürzung führen

- **Beruf:** Das berufliche Belastungsprofil hat sich in den letzten vierzig Jahren enorm gewandelt. Stehende und vor allem sitzende Arbeitsweisen führen zu dauerhaften Reizverlusten in diversen Muskelgruppen bei gleichzeitiger Überbeanspruchung von anderen. Die Konsequenzen sind funktionelle und morphologische Veränderungen, zu denen als markante Erscheinung die *strukturelle Muskelverkürzung* gehört.
- **Sport:** Eine individuell angepaßte Sportart ist heute eine der besten Möglichkeiten, um der beruflich bedingten Bewegungsmonotonie einen adäquaten Ausgleich gegenüberzustellen. Doch leider mangelt es in diesem Bereich einerseits nach wie vor an Qualität, und andererseits zeichnet sich auch in diesem Bereich ein immer stärkerer Trend zur Einseitigkeit ab.

Bewegungs- und Belastungsmononotien schädigen auch die passiven Strukturen. Jedes Gelenk hat einen charakteristischen Exkursionswinkel. Die Adaptionsbereitschaft aller die Beweglichkeit limitierenden Strukturen ist groß. Wird die Gelenkbeweglichkeit jedoch nicht – oder zu wenig – ausgenutzt, so nimmt der Bewegungsraum allmählich ab, *die Muskulatur verkürzt.*

Fehlbelastungen

sind im Alltag - im Beruf wie in der Freizeit – sehr häufig. Sie ergeben sich dann, wenn mechanische Belastungen einseitig und nicht funktionsgerecht verteilt werden, sondern nur einen kleinen Teil der belastungszuständigen aktiven und passiven Strukturen betreffen. Bei entsprechender Intensität und Dauer der unphysiologischen Belastung kommt es in der Muskulatur *zu funktionellen Veränderungen im Sinne von Verspannungen und im weiteren Verlauf auch zu morphologischen Einbußen, die mit Muskelverkürzungen einhergehen.*

Überbelastungen

Von Überbelastung spricht man, wenn Strukturen über ihre individuelle physiologische Leistungsgrenze hinaus gebraucht werden. Muskeln reagieren in der ersten Phase mit deutlichen Verspannungen. Längerfristig besteht ein erhöhtes Verletzungsrisiko. Es entwickeln sich chronisch rezidivierende Schmerzen und schließlich degenerative Veränderungen. Auch Sehnen, Bänder und Gelenkknorpel sind durch Überlastung gefährdete Strukturen.

Als wichtige Ursachen sind Fehlhaltungen sowie stereotype und fehlerhafte Bewegungsabläufe und Belastungen zu nennen. Überschreitungen der physiologischen Belastungsgrenze trotz deutlicher Ermüdungszeichen sind im Sport wie im beruflichen Alltag sehr häufig.

Bei bereits bestehenden degenerativen Veränderungen – z.B. gerade auch infolge eines vorhergehenden längerfristigen Bewegungsmangels – stellen selbst ursprünglich adäquate Belastungen Überlastungen dar.

Unter intensivem und/oder langandauerndem Gebrauch der Muskulatur nimmt die muskuläre Leistungsfähigkeit immer mehr ab, nachdem bereits die ersten Ermüdungserscheinungen in den motorischen Zentren des Zentralnervensystems aufgetreten sein dürften.

Zur Ermüdung an der motorischen Endplatte kommt es, wenn der motorische Nerv mit hoher Frequenz gereizt wird. Unter diesen Umständen wird nur noch jedes zweite oder dritte Aktionspotential übergeleitet. Auch der kontraktile Apparat selbst kann ermüden, also den Nervenimpulsen nicht mehr folgen. Dies äußert sich in einer Abnahme der Kontraktibilität und der Flexibilität.

Parallel dazu entsteht ein Stoffwechseldefizit, das zu einer Erhöhung des Muskeltonus führt. Unter intensiven und langandauernden Belastungen kommt es zu einem Absinken des ATP-Gehaltes und einem Anstieg des Laktatspiegels. ATP ist nicht nur für die Muskelkontraktion verantwortlich, sondern auch für den umgekehrten Vorgang, die Entspannung der kontraktilen Elemente im Sarkomer. Bei akutem ATP-Mangel in der Muskulatur wird eine Rückkehr der Myofilamente in ihre Ruheposition immer schwieriger, *was sich klinisch in einer funktionellen Verspannung manifestiert,* im Extremfall als Muskelkrampf. In dieser Situation kann starkes Dehnen aufgrund des ATP-Mangels ebenfalls Krämpfe auslösen. Trotzdem ist eine funktionelle Entspannung mit viel Körpergefühl möglich, vor allem wenn belastende Positionen vermieden und die reduzierten Bewegungsräume respektiert werden.

Nach einer adäquaten Erholungszeit ist der Muskel wieder voll dehnungsbereit und sollte dann unbedingt seinen normalen Tonus zurückgewinnen, um wieder eine gute Leistungsfähigkeit zu erreichen.

Genetische Anlagen

Alle Kapazitäten in uns haben immer auch genetisch programmierte Qualitäten und Grenzen. Eine Einflußnahme innerhalb dieser individuell verankerten Potentiale ist möglich. Die Trophik der Muskulatur gehört ebenfalls zum genetischen Erbkapital. Es gibt erwachsene Menschen, die selbst mit optimalem Beweglichkeitstraining nie einen Spagat erarbeiten können. Diese erblichen Anlagen bezüglich der Muskellänge manifestieren sich vor allem auf der Ebene der Muskelfaserlänge.

Therapieansätze

Nur eine Vielfalt von motorischen Lösungsstrategien ergeben eine harmonische funktionelle Muskelausbildung und gewährleisten den dynamischen Einsatz des Halte- und Bewegungssystems. Variationen in diesem System führen automatisch zum notwendigen Wechselspiel von Belastung und Entlastung in den betreffenden Strukturen. Nur so sind auch die Nutritionsvorgänge in den Geweben durch die entsprechenden Pumpvorgänge möglich. Nur so können muskuläre Ermüdungserscheinungen und Funktionsverluste in den passiven Strukturen verzögert werden.

Ein abwechslungsreicher, adäquater muskulärer Einsatz verhindert somit weitgehend muskuläre Verspannungen und strukturelle Verkürzungen und ist damit eine wichtige Basis für ein gutes Wohlbefinden.

Dieses Ziel erreichen wir nicht zuletzt durch die Vermittlung von wieder vermehrt spielerischen Bewegungseinsätzen, wobei Stereotypien durchbrochen werden.

Bewegungsarmut, Bewegungsmonotonie (Sitzen), Übergewicht und Haltungsfehler sind die Basis für Fehlbelastungen. Diese sollten korrigiert, wenn möglich eliminiert werden. Kräftige, leistungsfähige und flexible Muskeln sind dabei ein guter Schutz und deshalb – schon aus prophylaktischen Gründen – entsprechend zu trainieren.

Die Kräftigung von degenerierten Muskeln bei gleichzeitiger funktioneller Entspannung von verspannten Muskeln erweist sich in der Praxis als gezielte und wirksame Kombinationstherapie. So können innerhalb weniger Wochen markante Verbesserungen und eine Belastungsharmonisierung erreicht werden. Bei Fehlbelastungen steht die kausale korrigierende Behandlung (Vermeidung bzw. Eliminierung der Ursache) im Vordergrund. Durch funktionelle Entspannung, Dehnung und Mobilisation kann diese wirksam unterstützt werden.

2.3.2 Das Antigravitationssystem

An motorischen Aktivitäten sind auch die antigravitatorisch wirkenden Zentren des unteren Hirnstammes beteiligt. Ohne diese supraspinalen Einflüsse auf die spinalen und peripheren Motoneuronen ist eine gegen die Schwerkraft gerichtete aufrechte Haltung nicht möglich. Übergewicht (auch die Spätschwangerschaft), Haltungsfehler und eine zunehmende Körpergröße („verschobene" Schwerpunkte, ungünstige Hebelverhältnisse) erhöhen reflektorisch diese motorischen Aktivitäten. Um eine Abnahme des Muskeltonus zu erreichen, müssen sie wieder gesenkt werden. Eine Gewichtsreduktion bei Übergewichtigen, Haltungskorrekturen bei statischen Veränderungen und eine Funktionalisierung der alltäglichen Bewegungsabläufe bei Menschen mit extremen Hebelverhältnissen führen zu einer Entlastung der Mechanorezeptoren in den Gelenkkapseln, den Bändern und in der Muskulatur.

Körpergewicht, Körperform, Körpergröße

Jedes Kilogramm mehr an Körpergewicht verlangt – schon bei ruhigem Stehen – einen beachtlichen Mehraufwand der stabilisierenden Muskulatur. Bewegt sich diese Körpermasse, so potenziert sich die Belastung auf Muskeln, Sehnen, Bänder und Gelenke um ein Mehrfaches. Je höher das Gewicht, desto größer werden auch die Ansprüche an die Muskelkraft. Eine adäquate Muskelerholung wird mit zunehmendem Gewicht immer schwieriger und *Muskelverspannungen* damit immer wahrscheinlicher.

Die Körperform oder – besser gesagt – der Verlauf der Schwerelotlinie im Verhältnis zur Körperlängsachse beeinflussen das Belastungsprofil und damit ebenfalls die motorischen Aktivitäten.

2.3 Neuronale Steuerung der Muskelaktivität und mögliche Störgrößen

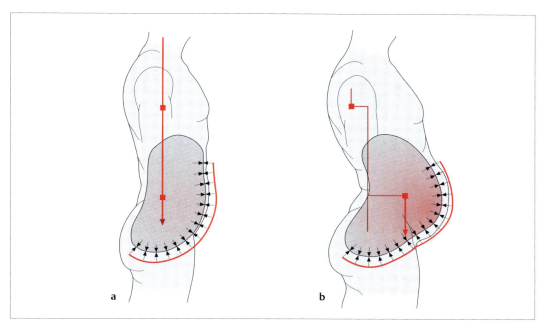

2.2 **a** u. **b** Die Schwerelotlinie **a** in der Norm, **b** statische Veränderungen führen zu muskulären Defiziten, zum Verlust des Abdominalblasen-Systems

Ausgeprägte Lordosen, Kyphosen und Skoliosen, extreme Gewichtsverlagerungen (Schwangerschaft, „Bierbauch" = Verlust des Abdominalblasen-Systems) sowie verletzungsbedingte Belastungsveränderungen können eine Verschiebung der Schwerelotlinie verursachen.

Die Hebelkraft nimmt mit zunehmender Hebellänge ebenfalls zu. Für große Menschen mit langem Oberkörper stellt das Vorbeugen und Aufheben eines Gegenstandes eine stärkere Belastung der Rumpfstrukturen dar als für kleine. Eine größere Körperlänge verlangt eine entsprechend kräftigere Stütz- und Bewegungsmuskulatur. Andernfalls ist eine Hyperaktivität dieser Strukturen vorprogrammiert.

Statische Veränderungen

Jedem menschlichen Körper ist eine statische Ausgewogenheit möglich, die den Strukturen individuell ein Minimum an Belastung sichert. Ökonomische Bewegungen setzen statische Ausgewogenheit voraus, die somit auch während des Bewegens erhalten bleibt.

Aus schlechter Haltung, langem Sitzen oder Stehen, Bewegungsarmut und vor allem aus inadäquatem Bewegen resultieren Haltungsinsuffizienzen.

Operationen, Verletzungen, Fehlbelastungen, degenerative Prozesse und Gewichtszunahmen können zu statischen Veränderungen führen. In der Folge verschlechtert sich das Belastungsprofil der aktiven und passiven Strukturen; es entwickeln sich muskuläre Dysbalancen und Dysharmonien.

Gelenke und Muskeln werden ungleichmäßig und unangemessen stark beansprucht und meistens auch der notwendigen Erholung beraubt.

Im Gelenk ergibt sich eine Verschlechterung der mechanischen und metabolischen Situation, was langfristig zu einem nicht altersgemäßen degenerativen Verschleiß führen kann.

In der Muskulatur zeigen sich unterschiedliche Situationen. Neben hyperaktiven Muskeln finden sich Muskelgruppen, die unter Reizarmut leiden. Durch die unphysiologische Reizung in den überbelasteten Bereichen – bei fehlender Erholung – kommt es zu entzündlichen Symptomen, *Verspannungen* und Schmerzen. *Im weiteren zeigen sich Muskelverkürzungen,* die im Bewegungsablauf deutlich sichtbar werden. Im chronischen Stadium entwickeln sich Degenerationsprozesse, die die übrige Symptomatik noch verschlimmert.

Therapieansätze

Die primäre Therapie ist die Behandlung der Ursachen: Gewichtsreduktion, Haltungskorrektur, Ökonomisierung der Bewegungsabläufe. Die funktionelle Entspannung und die Muskelmobilisation spielen als Begleittherapie eine wichtige Rolle. Hinzu kommt – nach genauer Analyse des Muskelstatus – eine spezifische Muskelkräftigung um verbliebene (irreversible) Belastungen zu kompensieren. Die Kräftigungs- und Dehnungsmaßnahmen führen zu einer Normalisierung der Hyperaktivität in den überlasteten Muskeln und verbessern das Belastungsprofil.

2.3.3 Das Schmerzsystem

Diese Aufgabe der Schmerzempfindung besteht darin, unserem Bewußtsein eine drohende oder bereits eingetretene Schädigung des Organismus zu melden.

Wie andere Sinnesempfindungen auch, besitzt die Schmerzempfindung eine informative, sensorisch diskriminierende Komponente über Qualität, Lokalisation, Ausdehnung und Stärke. Sinnesempfindungen sind dabei nicht ausschließlich von einer reinen Informationsaufnahme geprägt, sondern sie enthalten auch affektive Aspekte. Schmerzsystem und limbischen System stehen also in einer engen Beziehung zueinander.

Veränderungen in den Strukturen des Bewegungsapparates wie Verletzungen, statische Verschiebungen oder Stoffwechselstörungen führen zu einer Erregung der Nozizeptoren, der Schmerzrezeptoren. Durch die Aktivierung nozizeptiver Fasersysteme (Aδ- und C-Fasern) werden einerseits die α-Motoneuronen spinal, d.h. segmental, direkt erregt und andererseits indirekt über absteigende Bahnen aus supraspinal gelegenen Schmerzverarbeitungszentren.

Schmerzreize werden durch vegetative und durch reflektorisch hervorgerufene motorische Reaktionen, wie Fluchtreflexe und Muskelverspannungen, beantwortet. Die ebenfalls durch Schmerzreize provozierten *Schonhaltungen* können zu Muskelverkürzungen führen und zusätzliche Schmerzen in den Muskeln, Sehnen und Gelenken erzeugen. Diese Schonhaltungen stellen reflektorische Hemm-Mechanismen dar, die sich supraspinal schnell automatisieren und mit zunehmender Dauer immer schwieriger eliminieren lassen.

In ihrer Folge werden aus Muskelverspannungen bei andauernden Schonhaltungen auch Muskelverkürzungen.

Ein Schmerzyklus ist in der Regel von kurzer oder mittlerer Dauer. Es kann sich aber auch ein Teufelskreis bilden. Dabei kumulieren mit zunehmender Schmerzdauer die Symptome, so daß bei chronischen Schmerzen die Bestimmung der eigentlichen Ursache immer schwieriger und schließlich unmöglich wird. Zu bedenken ist, daß bei chronischen Schmerzsymptomen die Schmerzleitung gebahnt und somit die Schmerzempfindung intensiver wird. Dies wiederum wirkt sich negativ auf die Spannung der betreffenden Muskulatur aus. Leicht könnten dann *Muskelverkürzungen* für ursächlich gehalten werden.

Unter- oder Überbelastungen, Belastungsmonotonien und Fehlbelastungen mit oder ohne statische Veränderungen gehen in der Mehrzahl der Fälle mit Schmerzsymptomen einher. Dies wird in den Kapiteln „Höhere motorische Systeme" und „Antigravitationssystem" dargestellt.

Verletzungen und Operationen

Verletzungen und Operationen können dauerhafte Folgen nach sich ziehen, die – auf unterschiedlichen Ebenen – erst einmal verarbeitet werden müssen. Mit Funktions- und Leistungseinbußen muß man sich arrangieren. Das bedeutet nicht nur, diese akzeptieren zu können. Eine gezielte Rehabilitation erfordert auch Eigenverantwortung und das Wissen um die Bedürfnisse des eigenen Körpers, damit die Rekonvaleszenz nicht unnötig lange dauert und eine Chronifizierung möglichst vermieden wird.

Medizinische Erstversorgung und Primärtherapie sind in den Industrienationen auf einem guten Niveau. Die Rückführung zur vollständigen schmerzfreien Funktionalität und Belastbarkeit des traumatisierten Bereiches sowie die adäquate Behandlung von Folgeschäden erfordern demgegenüber jedoch noch einige Verbesserungen. Manchen Patienten fehlen persönliches Engagement und Wissen.

Verletzungen und Operationen, die direkt oder indirekt den Bewegungsapparat betreffen, verursachen neben den traumaspezifischen Schmerzsymptomen immer auch Probleme in den traumanahen Bereichen. Dies entspricht zunächst einer natürlichen Schutzreaktion des Körpers, wird später aber häufig zum größeren Problem als das ursächliche Trauma selbst. Neben großflächigen funktionellen Verlusten, Stoffwechselstörungen und morphologischen Einbußen kann es zu tiefgreifenden Veränderungen in langfristig aufgebauten Automatismen des Zentralnervensystems kommen. Die Konsequenzen sind koordinative Störungen, Belastungs- und Bewegungseinschränkungen sowie muskuläre Verspannungen und strukturelle Verkürzungen, die (afferent) das Schmerzsystem und somit (efferent) die α-Motoneuronen kontinuierlich erregen. Dies führt zu einer weiteren muskulären Hyperaktivität. Erholung und Entspannung sind kaum möglich.

In Akut- und Frühphasen sind Muskelverspannungen normale Begleitsymptome. Die Rehabilitation muß Muskelverkürzungen ausschließen.

Schonreaktionen mit partiellen Bewegungseinschränkungen können sich so zu einem Zustand der Immobilität ausweiten. Die Muskellänge wird dabei durch mehrere Faktoren beeinflußt:

- ❖ Traumabedingte Strukturverletzungen können zu trophischen Dauerveränderungen führen. Vernarbte Strukturen verlieren ihre Dehnungskapazität, die nur in seltenen Fällen vollständig rehabilitiert werden kann. *Die Folge: Muskelverkürzungen.*
- ❖ Unter einer partiellen oder totalen Immobilität – auch wenn diese zeitlich begrenzt ist – entwickeln sich in den verschiedenen Strukturen rasch atrophische Veränderungen. Das Muskelgewebe atrophiert nicht nur im Umfang, sondern mit der Zeit – mangels Längenreizen – auch in der Länge. *Die Folge: Muskelverkürzungen.*
- ❖ Eine mangelnde Übung in den alltäglichen Bewegungsmustern infolge der Immobilisation vermindert rasch die koordinativen Fähigkeiten. Das Hauptproblem dieser motorischen Degenerationsprozesse ist, daß sich dabei jahre- oder jahrzehntelang aufgebaute Steuerungsmuster (Bewegungsabläufe) negativ verändern. Die Rückführung bzw. Muskelverlängerung zur vorherigen Kapazität ist aufwendig und mühsam.

▬▬ Entzündliche und degenerative Prozesse

Entzündliche Prozesse zeigen ihre Wirkung nicht so unmittelbar wie Verletzungen und Operationen. Mit zunehmender Dauer hingegen sind sie nicht weniger destruktiv und greifen massiv in den Gewebestoffwechsel ein. Die betroffenen Strukturen reagieren rasch mit qualitativen und quantitativen Verlusten, die teilweise zu irreparablen Schäden führen können. Den Entzündungen folgen meistens Schonreaktionen mit allen bereits beschriebenen negativen Konsequenzen. Therapeutische sowie evtl. schon prophylaktische Maßnahmen sollten daher zügig eingeleitet werden. Es sollte nicht gewartet werden bis „sichtbare" Schäden entstehen.

Die große Palette der rheumatischen Erkrankungen geht auf multiple Ursachen zurück: Verletzungen, Entzündungen, immunologische Faktoren, falsche Ernährung, Stoffwechselstörungen, Bewegungsmangel, Umweltfaktoren, erbliche Einflüsse, Alter.

Zellverbände und ganze Gewebestrukturen werden dabei allmählich zerstört (vgl. Bänderschädigung mit der Folge von Subluxationen bei Rheuma). Aufgrund der Vielschichtigkeit dieser oft chronischen Krankheiten ist die Auswahl optimaler Trainingsmaßnahmen besonders schwierig. Bei einigen Ursachen sollten im Hinblick auf den weiteren Krankheitsverlauf schon prophylaktisch bewegungstherapeutische Maßnahmen eingeleitet werden, um die pathologische Entwicklung zu verzögern und zusätzliche Folgeschäden zu verhindern.

Verletzungen, Operationen und entzündliche Prozesse provozieren neben Fehlbelastungen degenerative Prozesse und statische Veränderungen. Bei degenerativen Veränderungen sinkt die Belastbarkeit der betroffenen Strukturen. Normale Alltagsbelastungen stellen sich bereits als Überlastungen dar. Dies kommt zunächst durch frühzeitige Ermüdung zum Ausdruck. Bald schon entwickeln sich degenerativ bedingte Schmerzsymptome, die mit mehr oder weniger deutlichen Leistungseinbußen einhergehen.

▬▬ Therapieansätze

Ein spezifisches Entspannungs-, Dehnungs- und Kräftigungsprogramm, verbunden mit einem den Kreislauf aktivierenden Training, ist eine sehr erfolgreiche Therapiemaßnahme. Doch müssen vor allem bei langfristigen chronischen Fällen die Schmerzsymptome zuerst durch gezielte Physiotherapie reduziert werden, bevor das eigentliche Training beginnen kann.

In einer ersten Behandlungsphase, bei vorliegenden Muskelverspannungen empfehlen sich direkte, den Muskeltonus senkende Maßnahmen, vor allem Wärme.

Bei Verletzungen und nach Operationen muß diese erste Phase der Wundheilung in der Rehabilitation abgewartet werden, um anschließend um so intensiver die durch das Schmerzsystem mitverursachte Dystrophie zu normalisieren. Stoffwechselstörungen, die zu schmerzhaften Muskelveränderungen führen, sind über die lokale Verbesserung der Nutrition und evtl. auch über eine Korrektur der Ernährungsgewohnheiten zu behandeln.

Sowohl bei verletzungs- wie operationsbedingten Traumata als auch bei Entzündungen potenzieren sich Schonhaltung, Strukturverletzung und Schmerz in ihrer ungünstigen Wirkung auf den lokalen Stoffwechsel. Der pathologisch veränderte Metabolismus behindert eine rasche Rehabilitation. Ein optimaler Stoffwechsel wäre aber essentiell für die Wiederherstellung zerstörter Strukturen.

Bewegungstherapie erweist sich als wirksamste Form, den Stoffwechsel zu normalisieren und damit der Dystrophie der Gewebe entgegenzuwirken. Zu lange andauernder ausschließlich passiver Therapie sind damit klare Grenzen gesetzt.

Muskuläre Verspannungen und Verkürzungen, allgemeine und lokale Stoffwechseldefizite, begleitet von einer mehr oder weniger ausgeprägten Atrophie, sind eine Basis für chronische Schmerzsymptome. Die Schmerzintensität ist schwankend. Allzuoft werden die Beschwerden einfach akzeptiert und als harmlose Folgen von Alltagsbelastungen abgetan.

2.3.4 Limbisches System

Physische und psychische Abläufe werden heute nicht mehr getrennt betrachtet. Alles was wir tun, ist das Ergebnis beider Bereiche und wirkt sich umgekehrt wieder auf beide Bereiche aus.

Forschungen, die sich mit Interaktionen des Gehirns befassen, zeigen, daß unterschiedliche neuronale Systeme interagieren. Für das Beweglichkeitstraining sind die Zusammenhänge interessant, die zu motorischen Dysfunktionen und/oder zu morphologischen Veränderungen führen.

Die wissenschaftlichen Grundlagen der Hirnforschungen erlauben anatomisch und physiologisch vielfach eine Zuordnung von Funktionen zu bestimmten Hirnregionen. Das limbische System kann hingegen nicht genau abgegrenzt werden. Forscher sehen es weit verzweigt mit vielfältigen Einflüssen auf Gefühle, auf das Gedächtnis, auf vegetative Regulationsmechanismen und auf Bewegung sowie Bewegungskontrolle.

In den letzten zehn Jahren wurden in der anatomischen Forschung neue absteigende motorische Bahnen entdeckt, die im kaudalen Hirnstamm und im Rückenmark enden. Diese Bahnen unterstützen die Aktivitätsmodulation der somatischen und vegetativen Motoneurone. Die funktionelle Bedeutung dieser Bahnen ist enorm. Einige von ihnen verändern das Erregungsniveau an der ersten somato-sensiblen Synapse, d.h., die Verarbeitung bzw. den Stellenwert der afferenten Informationen beim Eintritt in das Zentralnervensystem.

Andere verändern das Erregungsniveau motorischer Generatoren, die am sichtbaren motorischen Ausdruck von Bewegung beteiligt sind. Das ist der Grund dafür, daß bestimmte Gefühle wie Angst, Wut, Unsicherheit, Überforderung, Sorgen und Resignation mit bestimmten Bewegungsmustern verbunden sind.

Muskuläre Verspannungen müssen also stets auch im Hinblick auf den emotionalen Zustand einer Person beurteilt werden. Verändert sich der Tonus der Muskulatur bei Gefühlsschwankungen, ist das limbische System sicher beteiligt. Es ist wichtig zwischen motorischen und limbischen Funktionsstörungen zu unterscheiden. Das hat direkten Einfluß auf die Wahl der Behandlungsart und auf die Prognose. Für die endgültige Bearbeitung und Bewältigung der Primärursachen von Verspannungen - z.B. aufgrund emotionaler Probleme - ist aber das persönliche Engagement der betroffenen Person unumgänglich.

Parallel zur evtl. Psychotherapie sind gezielte Entspannungsmaßnahmen in den Behandlungs- und -trainingsstunden zur Reizverminderung empfehlenswert. Hierzu sind eine entspannte Atmosphäre und aufbauende Hilfen zum Erlernen des Körpergefühls, der muskulären Entspannungsfähigkeit und einer adäquaten Atemtechnik erforderlich. Hinweise zur Arbeits-, Trainings- und Lebensgestaltung können dazu beitragen, einen Teil der Reizüberflutung abzubauen und dem Ziel einer ausgewogenen Lebensweise etwas leichter entgegenzustreben. Funktionelle Entspannung und andere Entspanunngstechniken dienen der Linderung, nicht der Ursachenbekämpfung.

2.3.5 Thermoregulatorisches System

Bei Kälteeinwirkung bzw. bei Temperaturschwankungen wird über spinale und supraspinale Thermoregulationssysteme der Muskeltonus zur Wärmebildung erhöht. Der Muskel dient somit – ähnlich wie beim Schmerzsystem – als Effektor.

Äußere Einflüsse

Vollautomatisierte Klimaanlagen in den Gebäuden und Autos führen vor allem in der Winterzeit zu extrem kurzfristigen Temperaturwechseln von 20 bis 30° Celcius. Hierdurch erfährt der Muskeltonus zwecks Wärmebildung kurzfristig enorme Schwankungen, die mit einer normalen jahreszeitgerechten Anspassung nicht vergleichbar sind. Liegt der Muskeltonus ohnehin schon im Grenzbereich, reicht diese Situation ohne weiteres aus, *Muskelverspannungen* zu erzeugen. manchmal genügt ein leichter Windzug in den Nacken, um die Grenze zur muskulären Verspannung zu überschreiten. Auch durch die Kleidung wird das thermoregulatorische System beeinflußt.

Die Bekleidungsindustrie läßt heute kaum mehr Wünsche offen, sich den Jahreszeiten entsprechend zu kleiden. In der Sportszene beanspruchen immer mehr spezielle Bekleidungsartikel ihren berechtigten Platz. Sie sind atmungsaktiv, wirken schweißabsorbierend und tragen damit zu einem ausgewogenen Hautklima bei.

Die Sportbekleidung sollte jahreszeitgemäß sein und der spezifischen Trainingssituation entsprechen. Die Wärmebildung des Körpers während der Trainingsarbeit muß berücksichtigt werden, ebenso die unterschiedlichen thermischen Situationen und Bedürfnisse der Gelenke und Muskeln.

Gewöhnung an Temperaturen

Beobachtet man Bauern auf dem Feld, fällt auf, daß sie – verglichen mit dem Stadtmenschen – in den kälteren Jahreszeiten oft erstaunlich „locker" bekleidet sind. Durch die Tatsache, daß sie sich viel in der freien Natur aufhalten und bewegen, paßt sich das thermoregulatorische System stetig den sich langsam verändernden Temperaturen der Jahreszeiten an. Hier bewirkt die Kälteadaption im Körper und speziell auch in der Muskulatur, daß auf dieselbe niedrige Temperatur ganz andere Reaktionen möglich werden, als bei nicht adaptierten Menschen.

In der Muskulatur verschiedener Personen wird also die gleiche Kälteeinwirkung sehr unterschiedliche Verspannungsreaktionen auslösen. Dieser Mechanismus erklärt zum großen Teil auch die im Monat November vermehrt beobachteten Nackenverspannungen und die Anhäufung diverser Rückenprobleme. In Klimazonen, die stark differierende Durchschnittstemperaturen kennen, ist bekannt, daß im Sommer weniger Verspannungsprobleme auftreten als während der kälteren Jahreszeiten. Eine der schlimmsten Phasen in dieser Hinsicht ist der Übergang von der warmen zur kalten Jahreszeit.

Eine witterungsadäquate Kleidung schützt vor Wärmeverlust und schont somit die Muskeln. Eine natürliche Kälteadaption an die Umwelt dagegen trainiert die Thermoregulationssysteme; eine Muskeltonuserhöhung entsteht erst bei stärkeren Kälteexpositionen. In der heutigen Zeit ist für viele Menschen eine jahreszeitgerechte Kälteadaption kaum noch gegeben. Selbst im Winter bewegen sich die meisten von warmen Wohnungen in warme Büros und entziehen damit dem Körper jede Möglichkeit einer Anpassung an die Außenwelt. Um dies zu vermeiden, empfiehlt es sich, die Raumtemperatur auf 20° C zu reduzieren und sich regelmäßig im Freien aufzuhalten.

Therapieansätze

Thermoregulatorisch bedingt entstehen *muskuläre Verspannungen*. Ihnen kann man mit folgenden Maßnahmen gut entgegenwirken:

– Physikalische Maßnahmen, wie z.B. Wärmebehandlung, kalt-warm Duschen, Sauna, warme Bäder usw.

- Funktionelle Entspannung (s.S. 45 ff.)
- Mobilisation (s.S. 139 ff.)

2.3.6 Nutrition

Als lokale Nutrition bezeichnet man Ernährungsvorgänge in den Geweben, speziell im Zellbereich. Sauerstoff, Nährstoffe und Hormone werden über das weite Transportsystem der Blutgefäße im Körper bedürfnisgerecht verteilt und über komplexe Diffusionsvorgänge zum eigentlichen Bestimmungsort, der Zelle, geführt. Beide Bereiche – das Transportsystem und die Diffusionsvorgänge – sind in ihrer Leistungsfähigkeit stark an die Bewegungen und eben auch an die Bewegungsvielfalt gebunden. Druck- und Saugkräfte (z.B. durch die Venenpumpe, Muskelkontraktionen oder Gelenkbewegungen) fördern den Stofftransport und -austausch.

Die lokale Stoffwechselsituation spielt im Muskel eine entscheidende Rolle für sein Tonusverhalten. Dies geschieht jedoch nicht über eine direkte Beeinflussung der α-Motoneurone, sondern indirekt über trophische Veränderungen und metabolische Produkte. Einseitige monotone Belastungen verschlechtern den Stoffwechsel markant. Elastizität und Funktionalität nehmen dann rasch ab, ebenso die damit verbundene strukturelle Leistungskapazität und mechanische Belastbarkeit. Es kann zu Gewebeveränderungen kommen, zu Umbauprozessen (z.B. strukturelle Verkürzungen, Atrophie), die mit Koordinationsstörungen und oft mit Schmerzen verbunden sind.

Eine Mangelversorgung (Eiweiß) führt zu einem Abbau von Muskelgewebe, letztlich zur Muskelatrophie, oft verbunden mit einem Längenverlust der Muskelfasern durch Abbau von Sarkomeren. (Dies sollte aber nicht zu einer unvernünftigen Eiweiß-Substitution animieren.)
Die Folge: Muskelverkürzungen.

Die Qualität der Zell- bzw. Gewebenutrition hängt nicht nur vom lokalen sondern auch vom allgemeinen Stoffwechsel ab. Der Zustand des Herzens und der Gefäße (Transportsystem), die Leistung des Verdauungssystems, der allgemeine Trainingszustand des Körpers sind hier zu nennen. Nicht zuletzt spielen Qualität und Ausgewogenheit der Nahrungszufuhr eine Rolle. Gerade in diesem Bereich sind – auch bei Sportlern – zum Teil erhebliche Defizite (einseitige Kost) festzustellen. Magnesium, Kalzium und Vitamin E wird eine günstige Wirkung auf den Muskeltonus zugeschrieben.

Exemplarisch ist hier die Bedeutung des Kalziums für die Muskelkontraktion dargestellt: Die Kontraktionskraft nimmt – im physiologischen Bereich – mit steigender intrazellulärer Kalziumkonzentration zu. Jede Muskelaktivierung beginnt mit einer Freisetzung von Kalziumionen in das Sarkoplasma. Am Ende einer Kontraktion müssen die Kalziumionen wieder zurück in die intrazellulären Speicher oder über das Sarkolemm nach außen gepumpt werden.

Kontraktionen werden durch Aktionspotentiale ausgelöst, die bewirken, daß aus den Tubuli große Mengen Kalzium in die Sarkomere ausgeschüttet werden. Die Kalziumionen aktivieren über einen komplexen Mechanismus die ATPase des Myosins und damit die ATP-Spaltung. Es kommt zur Brückenbildung zwischen Aktin- und Myosinfilamenten, die hierbei ineinandergezogen werden. Durch Abnahme der Kalziumkonzentration im Sarkomer werden die Kontraktionsvorgänge wieder beendet. Von Kontrakturen spricht man, wenn funktionelle Muskelverkürzungen ohne neuronal ausgelöste Aktionspotentiale, z.B. durch lokale Depolarisation (Änderung der Natrium- und Kaliumpermeabilität) oder durch Kalziumfreisetzung durch Pharmaka (Koffein) entstehen.

Die intra- und extrazelluläre Gewebenutrition ist von verschiedenen Einflußgrößen abhängig. Die Nutritionsvorgänge werden im Muskel physiologischerweise ständig verändert und den Leistungsanforderungen angepaßt. Faktoren, die längerfristig den Metabolismus stören können, sind:

❖ niedriger Blutdruck,
❖ Diffusionsbehinderung,
❖ Inaktivität,
❖ hoher Muskeltonus,
❖ physische Ermüdung.

Auch ein niedriger Blutdruck kann zu einer latenten Unterversorgung beitragen. Krafttraining, ausreichendes Trinken und z.B. eher salzhaltige Ernährung können dem Niederdruck entgegenwirken.

Körperliche Inaktivität verschlechtert die Gewebedurchblutung. Speziell die Nutrition des Muskelgewebes ist auf die durch Bewegung erzeugten Kompressions- und Saugkräfte angewiesen.

Ein erhöhter Muskeltonus erzeugt einen verstärkten Kompressionsdruck auf die Gefäße, was die adäquaten Nutritionsvorgänge bereits vor der Diffusion limitiert.

Physische Ermüdung führt über verschiedene Mechanismen zu einem erhöhten Muskeltonus. Bei angemessener Erholungszeit ist die dadurch dezimierte Nutrition nur von kurzer Dauer. Eine chronische physische Ermüdung hingegen sollte vermieden werden. Ziel ist es, die Ermüdungsgrenze über Trainingsmaßnahmen nach oben zu verschieben, die Ausdauer zu verbessern.

Die Bewegungstherapie trägt, indem sie statische Positionen in dynamische Abläufe überführt und damit Muskelverspannungen abbaut, zur Verbesserung der Nutritionsvorgänge bei. Im Sport bedeutet dies, auf isometrische Übungen möglichst zu verzichten und nach intensiven Muskelbelastungen den erhöhten Tonus abzubauen, um dem gesteigerten Nährstoff- und Sauerstoffbedarf gerecht werden zu können.

2.4 Trophik

Der Begriff Trophik bezeichnet den Ernährungszustand eines Gewebes oder Organs. Er beschreibt die strukturelle (morphologische) und damit auch die funktionelle Güte.

Während des gesamten Lebens verändern und sichern Umbauprozesse laufend die Qualität unserer Gewebe. Genetische Information, der alltägliche Gebrauch und die Nutrition sind dabei wichtige Einflußfaktoren (s. Abb. 2.3).

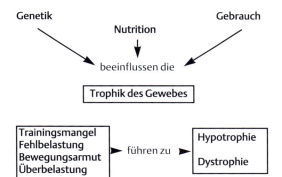

2.3 Einflüsse auf die Trophik, Abweichungen von gewebeadäquaten Gebrauch führen zu Hypo- oder Dystrophie

❖ **Eutrophe** Strukturen genügen den an sie gestellten Anforderungen qualitativ und quantitativ.
❖ **Hypertrophe** Gewebe sind qualitativ meistens unauffällig, jedoch quantitativ über der Norm.
❖ **Hypotrophe** (und atrophe) Gewebe liegen quantitativ und in der Folge häufig auch qualitativ unter der Norm.
❖ **Dystrophe** Gewebe sind von verminderter Qualität und meist auch Quantität.

Bezogen auf die Zielsetzungen im Beweglichkeitstraining können die trophischen Störungen unter folgenden Gesichtspunkten betrachtet werden:

❖ morphologische Veränderungen,
❖ funktionelle Veränderungen,

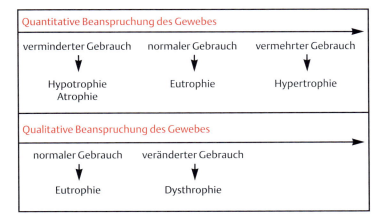

2.4 Quantität und Qualität des Gebrauchs bestimmen den Zustand des Gewebes

- gleichzeitige morphologische und funktionelle Veränderungen.

2.4.1 Morphologische Veränderungen

Form und Struktur von Organen und Geweben werden unter dem Begriff Morphologie beschrieben. Muskuläre Veränderungen sind oft quantitativer Art. Es finden sich hierbei spürbare und sichtbare Verluste oder Gewinne an Muskelmasse.

Die morphologischen Veränderungen im Beweglichkeitstraining können wie folgt differenziert werden:

- strukturelle Verkürzung bzw. Verlängerung der Muskelfaser,
- Muskelatrophie bzw. -Hypertrophie.

Strukturelle Verkürzung bzw. Verlängerung der Muskelfaser

Hierbei handelt es sich um quantitative Längenveränderungen. Jede Muskelfaser besteht aus Sarkomeren, deren Anzahl nicht konstant ist, sondern ständigen Veränderungen unterliegt. Sie bestimmt die Muskelfaserlänge und hierdurch auch den aktiven Bewegungsraum eines Muskels (s. Abb. 4.4, S. 37). Längenreize verändern in ihrer Summe langfristig die Anzahl der Sarkomere und damit die Grenzen des aktiven Bewegungsraumes. Fehlen diese Längenreize, werden Sarkomere abgebaut, und die Muskelfaser wird kürzer. Dieser Prozeß ist potentiell reversibel: Adäquate Längenreize bewirken, daß wieder Sarkomere in die Muskelfaser eingebaut werden – es kommt zu einer strukturellen Verlängerung.

Muskelatrophie bzw. -hypertrophie

Hierbei handelt es sich um quantitative Volumenveränderungen. Eine Muskelatrophie ist meist die Folge einer verminderten Aktivität, z.B. bei Immobilität. Umgekehrt kommt es zu einer Hypertrophie unter regelmäßigem intensivem Gebrauch (Training), wobei ständige Wiederholungsreize erforderlich sind, um dieses Niveau zu halten.

Atrophie und Hypertrophie beeinflussen die Qualität der Beweglichkeit. Eine Atrophie ist immer mit der Volumenabnahme verbunden, *langfristig evtl. mit einer strukturellen Verkürzung*. Oft besteht gleichzeitig ein Verlust an funktioneller Entspannungsfähigkeit. Dies macht eine prophylaktische und therapeutische Dehnung notwendig.

Eine Hypertrophie geht – aufgrund der intensiven Reize – meist mit einer abnormen Tonuszunahme einher und kann – bei unfunktionellem Training – zusätzlich von einer *strukturellen Verkürzung begleitet* werden.

Sowohl die Atrophie wie auch die Hypertrophie stellen eine Indikation für die Methoden der funktionellen Entspannung und der strukturellen Verkürzung dar.

2.4.2 Funktionelle Veränderungen

Im Bereich der Sarkomere und ihrer kontraktilen Elemente (Myofilamente) kommt es immer wieder zu funktionellen Störungen (s. S. 35–37).

Funktionelle Verkürzungen sind Folgen jeder intensiven Muskelbelastung, die sich aber normalerweise bei ausreichender Erholung wieder selbst regulieren. Gerade bei dieser notwendigen Erholungszeit liegt jedoch meistens das tiefere Problem. Zeitlich zu dicht liegende Reizungen führen zu Verkürzungen, die dem Muskel bis zu einem Drittel seiner ursprünglichen Länge nehmen können.

2.4.3 Gleichzeitige morphologische und funktionelle Veränderungen

Sowohl morphologische (strukturelle) als auch funktionelle Veränderungen können isoliert auftreten. Bei vielen Menschen kommen sie jedoch gleichzeitig vor, wobei meist eine Betonung eines der beiden Aspekte beobachtet wird. Daraus folgt, daß die drei in diesem Buch beschriebenen Dehnungsvarianten je nach Problemgebiet sowohl einzeln als auch in Verbindung miteinander sinnvoll angewendet werden können.

2.5 Diagnostische, therapeutische und prophylaktische Aspekte bei Muskelverspannungen

Muskelverspannungen sind Erhöhungen des Muskeltonus, die mit funktionellen Verlusten einhergehen, indem sie belastungsadäquate Längenver-

änderungen nur noch begrenzt zulassen. Ab einem gewissen Stadium gehen Muskelverspannungen mit typischen Schmerzsymptomen einher. Schmerzhafte Muskelverspannungen führen zu einer Reduktion der funktionellen Bewegungsräume. Das leistet wiederum strukturellen Muskelverkürzungen Vorschub.

Muskelverspannungen werden über das Aα-Motoneuron gesteuert. Die Ursachen sind in diesem Kapitel beschrieben. Alle dort genannten Verspannungsursachen können ohne weiteres für sich allein zum Problem werden. Doch zeigt die Praxis, daß meistens zwei oder sogar mehrere Faktoren zusammentreffen. Für eine effiziente langfristige Eliminierung ist es notwendig, die unterschiedlichen Ursachen zu kennen und entsprechend differenziert zu therapieren.

Es ist wichtig, erste Verspannungssignale in der Muskulatur ernst zu nehmen, ihre Ursachen abzuklären und mit adäquaten Korrektur- bzw. Trainingsmaßnahmen anzugehen, solange dies noch mit geringem Aufwand möglich ist.

Verspannungen zeigen im Frühstadium meist funktionelle Verkürzungen, die primär mit funktioneller Entspannung (FE) und mit Muskelmobilisaton (MO) behandelt werden sollte. Die Methode der strukturellen Verlängerung (SV) ist bei funktionellen Muskelverspannungen dagegen weniger geeignet.

Vor allem bei chronischen Verspannungen bestehen trophische Störungen, die durch funktionelle Verluste geprägt sind. Auch hier empfiehlt sich eine Therapie mit integrierten Dehnungsmaßnahmen, wobei sich allerdings erschwerte Bedingungen finden.

Bei Behandlungsnachlässigkeit können sich die vielschichtigen Probleme potenzieren. Die Folgen sind morphologische Veränderungen mit Abnahme der Sarkomeranzahl und Muskelatrophie als herausragende Konsequenzen. Daher müßte eigentlich schon bei den ersten deutlich spürbaren Verspannungsschmerzen adäquat und rasch reagiert werden, um die zerstörerischen und schmerzhaften Folgeprozesse zu verhindern.

Normal tonisierte Muskeln brauchen enorme Einwirkungen oder Veränderungen bis sie verspannen. Darin liegt ein gutes Potential für die Prophylaxe. Mit den Methoden der funktionellen Entspannung (FE) und der Mobilisation (MO) ist es bei adäquater Anwendung immer möglich, Muskeln weitgehend normoton zu halten.

2.6 Diagnostische, therapeutische und prophylaktische Aspekte bei Muskelverkürzungen

Muskelverkürzungen sind strukturelle Längenverluste in den Muskeln, die mit einer Abnahme der Sarkomeranzahl einhergehen und die physiologischen Raumbewegungen (Amplituden) einschränken.

Die Muskellänge ist direkt – funktionell wie morphologisch – von ihrer Längenbeanspruchung abhängig. Eine einseitige Längenbeanspruchung der Muskulautr, wie sie heute bei vielen Tätigkeiten in Arbeit und Freizeit stattfindet, führt zu strukturellen Muskelverkürzungen.

Prophylaktisch kann dieser Situation nur durch konsequente Längenbeanspruchung der Muskeln begegnet werden. Wenn dies aber weder im beruflichen noch im sportlichen Gebrauch nicht oder in zu geringem Maße Berücksichtigung findet, wird die gezielte strukturelle Verlängerungsgymnastik bedeutsam.

Der ursächliche Mangel an Längenreizen bei Muskelverkürzungen kann wie folgt differenziert werden:

❖ zu schwache Reizintensität,
❖ zu geringe Reizdauer,
❖ zu niedrige Reizhäufigkeit,
❖ mangelhafte Reizqualität (Reizform).

In Kapitel 6 wird die qualitative Umsetzung dieser Faktoren beschrieben.

3 Muskuläre Dysbalance und muskuläre Dysharmonie

Die Sicherung einer guten Haltung und kräfteschonendes Bewegen setzen eine Muskulatur mit einer ausgewogenen, harmonischen Spannung und Leistungsfähigkeit voraus. Heutige Alltagsbelastungen stören diese Ausgewogenheit ständig.

Die Veränderungen lassen sich meist eindeutig lokalisieren. Sie lassen eine anatomisch-physiologische Differenzierung zu. Man unterscheidet:

Muskuläre Dysbalance (MDB): Die Problematik zeigt sich vorwiegend horizontal, d.h. im muskulären System findet man die Störungen im Bereich von Agonist und Antagonist.

Die muskuläre Dysbalance kann nach ihrem Tonus- und Leistungsverhalten differenziert werden in:

- Spannungsdysbalance (in bezug auf Länge) und
- Leistungsdysbalance (in bezug auf Kraft).

Bei Spannungsdysbalancen können zwei Formen unterschieden werden: die funktionelle und die strukturelle Spannungsdysbalance. Diese Differenzierung ermöglicht die Auswahl geeigneter Maßnahmen, also zwischen der Methode der funktionellen Entspannung und der Methode der strukturellen Verlängerung. Die Leistungsdysbalance wird mit gezielten Kräftigungsmaßnahmen behandelt.

Muskuläre Dysharmonie (MDH): Die Problematik zeigt sich überwiegend vertikal, d.h. im muskulären System findet man die Störungen in den sog. Muskelschlingen bzw. -ketten.

Die muskuläre Dysharmonie kann ebenfalls nach ihrem Tonus- und Leistungsverhalten differenziert werden in:

- Spannungsdysharmonie (in bezug auf Länge) und
- Leistungsdysharmonie (in bezug auf Kraft).

Muskuläre Dysbalance MDB

▶ Leistungsdysbalance (Kraftleistung)

▶ Spannungsdysbalance (längenspezifisch)
  - funktionell
  - strukturell

Positionierung ▶ eher horizontal

⇨ Agonist - Antagonist (lokale MDB)

3.1 Muskuläre Dysbalance

Muskuläre Dysharmonie MDH

▶ Leistungsharmonie (Kraftleistung)

▶ Spannungsdysharmonie (längenspezifisch)
  - funktionell
  - strukturell

Positionierung ▶ eher vertikal

⇨ Muskelketten (intermuskuläre DH)

⇨ Synergistendysharmonie

3.2 Muskuläre Dysharmonie

Auch bei den Spannungsdysharmonien unterscheidet man wiederum zwei Formen: die funktionelle und die strukturelle Spannungsdysharmonie. In Abhängigkeit davon muß die adäquate Trainingsmaßnahme gewählt werden, funktionelle Entspannung oder strukturelle Verlängerung.

Leistungsdysharmonie erfordert demgegenüber wie die Leistungdysbalance gezielte Kräftigungsmaßnahmen.

3.1 Muskuläre Dysbalance (MDB)

Definition: Die muskuläre Dysbalance ist ein Ungleichgewicht zwischen einem Muskel und seinem Antagonisten, also den funktionellen Gegenspielen, auf der Spannungs- und der Leistungsebene.

Häufig versteht man darunter auch ein Ungleichgewicht zwischen tonischer und phasischer Muskulatur. In der Praxis finden sich aber auch Spannungsabweichungen zwischen tonischen Gegenspielern.

Muskuläre Dysbalancen entstehen z.B. in den Mm. ischiocrurales und im M. quadriceps (Abb. 3.3) oder zwischen dem rechten und dem linken M. quadratus lumborum.

Die in den vorangegangenen Kapiteln beschriebenen Ursachen können sich in ihrer Wirkungen gegenseitig verstärken und gemeinsam die Entwicklung einer muskulären Dysbalance beschleunigen.

3.1.1 Entstehung der muskulären Dysbalance

Alle im Kapitel beschriebenen Ursachen wirken am Entstehen einer muskulären Dysbalance mit. Zusammengefaßt seien folgende Punkte nochmals herausgestellt:

- Der unterschiedliche Gebrauch der Muskeln, der zu Veränderungen im tonischen, phasischen und neutralen Verhalten führt.
- Monotone Belastungsprofile in Beruf und Sport (Alltag und Freizeit)
- Fehl- oder Überbelastungen des Bewegungsapparates im Sport
- Verletzungen eines der beiden Gegenspieler (Agonist oder Antagonist) mit der Folge eines Funktionsverlustes
- Koordinationsstörungen zwischen Antagonisten, Synergisten und in Muskelgruppen, die in keinem direkten funktionellen Verhältnis zueinander stehen

Beispiele:
Antagonisten: Hohe Schuhabsätze führen zu einer stärkeren Belastung des M. quadriceps femoris mit entsprechender Tonuszunahme. Die Mm. ischiocrurales als Gegenspieler degenerieren aufgrund eines Reizmangels.

Synergisten: Bei der Seitneigung des Oberkörpers nach rechts wird der Rückenstrecker weitgehend einseitig innerviert, er arbeitet u.a. zusammen mit dem M. quadra-

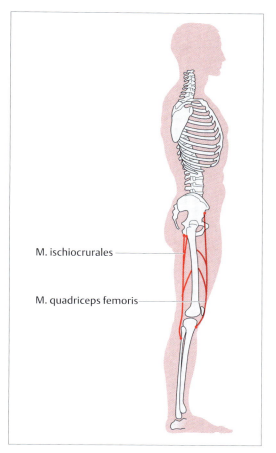

3.3 Muskuläre Dysbalancen entstehen häufig zwischen den Mm ischiocrurales und dem M. quadriceps femoris

tus lumborum und den schrägen inneren und äußeren Bauchmuskeln der linken Seite. Bei Abschwächung der Rückenstreckmuskulatur und der schrägen Bauchmuskeln kommt es zu einer Leistungsverlagerung auf den ohnehin schon mit einem hohen Tonus behafteten M. quadratus lumborum.

Muskeln ohne direkten funktionellen Zusammenhang: Beim Heben von Gewichten mit den Armen wird eine abgeschwächte Armbeugemuskulatur oft durch den M. levator scapulae und die kranialen Fasern des M. trapezius kompensiert.
- Ersatzfunktion bzw. Kompensation bei Schwächungen oder Ausfällen aufgrund von degenerativen Prozessen.
- Haltungsinsuffizienz, bedingt durch Haltungsmonotonie, Fehlhaltungen, Bewegungsarmut, inadäquate Bewegungsmuster und Muskelatrophie.

Bis zu einem gewissen Ausmaß müssen spätestens im Erwachsenenalter leichte muskuläre Dysbalancen als normal angesehen werden. Erst nach Überschreiten gewisser Grenzwerte führen sie zu den unterschiedlichsten Problemen und Einschränkungen. Diese Grenzwerte sind aber individuell sehr verschieden.

3.1.2 Muskuläre Dysbalancen als Problemursache

Muskuläre Dysbalancen eines bestimmten Ausmaßes führen auf verschiedenen Ebenen zu Funktionsstörungen. Es ist nicht immer einfach, sie als eigentliche Problemursache zu diagnostizieren. Doch weiß man, daß muskuläre Dysbalancen für viele Rückenprobleme, Haltungsveränderungen, degenerative Gelenkprozesse, funktionelle Störungen und Leistungsminderungen mitverantwortlich sind. Zur besseren Übersicht kann man die Auswirkungen auf die Muskulatur von den Auswirkungen auf die Gelenke getrennt betrachten, obwohl sie natürlich nie getrennt vorkommen.

3.1.3 Auswirkungen auf die Muskulatur

Morphologische Veränderungen

Muskuläre Dysbalancen können zu verschiedenartigen Veränderungen führen:

- ❖ Besteht ein Ungleichgewicht zwischen tonischen und phasischen Muskeln, so zeigt der tonische Teil bei einigermaßen erhaltener Kraft Verkürzungen funktioneller und/oder struktureller Art. Der phasische Antagonist weist oft einen funktionell bedingten Spannungsverlust auf bei gleichzeitig verminderter Leistungsfähigkeit. Dieses veränderte Belastungsprofil (zugunsten der tonischen Seite) führt zu teilweise signifikanten morphologischen Einbußen auf der phasischen Seite.
- ❖ Besteht eine muskuläre Dysbalance zwischen zwei tonischen Muskeln, sind beide mehr oder weniger stark verkürzt. Durch die eingeschränkte Beweglichkeit und die erhöhte Muskelspannung wird der intramuskuläre Stoffwechsel dezimiert. Dies führt langfristig zu trophischen Störungen in beiden Gegenspielern, die mit einer Reduktion von Muskelumfang und Faserlänge einhergehen.
- ❖ Die morphologischen Verluste können wiederum Schmerzsymptome und eine erhöhte Anfälligkeit für Verletzungen verursachen, die ihrerseits zu weiteren morphologischen Abbauprozessen führen.

Funktionelle Veränderungen

- ❖ In den verspannten und verkürzten Muskeln zeigt sich eine deutliche neuronale Hyperaktivität (Zunahme von Aktionspotentialen). Die notwendigen Erholungsphasen werden dabei immer seltener. Die Folgen der funktionellen Verkürzung sind eingeschränkte Flexibilität, statische und funktionelle Einbußen, Stoffwechseldefizite und eine Zunahme von Reizungen (Myogelosen, Insertionstendinosen) und Verletzungen.
- ❖ Ein erhöhter Muskeltonus wie umgekehrt auch ein starker Tonusverlust schränken die intramuskuläre Koordination ein mit allen davon abhängigen Leistungspotentialen.
- ❖ In den beteiligten phasischen Muskeln entsteht ein Reizdefizit, das zu einem zusätzlichen Spannungsverlust führt. Hierunter leiden Statik und Leistungsfähigkeit. Der Muskel kann schließlich sogar – auf das gesamte Muskelsystem bezogen – unbrauchbar werden.
- ❖ Eine verspannte und verkürzte Muskulatur erleidet nicht nur selbst funktionelle Ein-

büßen, sondern stört in hohem Maße auch die Funktionsfähigkeit der Antagonisten und Synergisten. Das Problem der muskulären Dysbalance wird auf die Synergisten übertragen. So können sich muskuläre Dysharmonien entwickeln und damit intermuskuläre Koordinations- und Leistungsdefizite.

❖ Muskuläre Dysbalancen stellen nicht selten die tiefere Ursache für Bewegungs- oder Belastungsschmerzen dar. Hierdurch kommt es über reflektorische Abläufe zu weiteren Funktionsstörungen der betroffenen Muskeln und ihrer Synergisten.

Metabolische Veränderungen

Eine adäquate intramuskuläre Stoffwechselversorgung ist von verschiedenen physiologischen Voraussetzungen abhängig (s. Kap. 2/S. 14). Bei muskulären Verspannungen und Verkürzungen werden diese in ungünstiger Weise verändert:

❖ Im verspannten Muskelbereich besteht ein erhöhter Druck auf die Blutgefäße. Sie werden komprimiert und können so keine adäquate Nährstoffzufuhr mehr gewährleisten.
❖ Die Dynamik von Spannung und Entspannung ist im verspannten Muskel behindert. Der für den intramuskulären Stoffwechsel so wichtige Pumpeffekt wird reduziert. Vor allem die Phase der Muskelentspannung mit gleichzeitiger Blutfüllung der Gefäße wird erschwert.
❖ Durch die eingeschränkte Stoffwechselkapazität verschlechtern sich die Versorgung mit Bau- und Energiestoffen und die Entsorgung von Abfallprodukten. Daraus entstehen kurzfristige und langfristige Störungen:
  – Kurzfristig ergibt sich eine in Ruhe und unter Belastung reduzierte Sauerstoffversorgung des Muskels. Intensitätsabhängig kommt es während Belastungsphasen hierdurch frühzeitig zu erhöhten Laktatwerten im Muskelgewebe und im Blut und somit zu einer Verschiebung der Belastungsgrenzen.
  – Langfristig bewirkt die ungenügende Versorgung mit Baustoffen morphologische Veränderungen. Meist zeigt sich dies in einer nicht altersgemäßen Hypotrophie und in strukturellen Längenverlusten (Sarkomerabnahme). Bei Leistungssportlern ist die Fähigkeit zur kompensatorischen Hypertrophie und zum strukturellen Längengewinn in diesen Muskeln nur noch begrenzt möglich.

3.1.4 Auswirkungen auf die Gelenke

Asymmetrie und Druckbelastung

Spannungs- und Leistungsdysbalancen der Muskeln verändern auch die Belastungssituation im beteiligten Gelenk. Die artikulierenden Gelenkflächen sind nicht mehr kongruent sondern asymmetrisch. So verteilt sich die Belastung in Ruhe und vor allem während der Aktivität auf eine flächenmäßig reduzierte Knorpelfläche.

Die Kraft pro Fläche ergibt den Druck. Dies ist ein physikalisches Gesetz, dem auch unsere Gelenke unterworfen sind. Die relativ gleichbleibende Kraft, z.B. das Körpergewicht, wirkt sich im Gelenk sehr unterschiedlich aus, je nachdem ob sie großflächig und gleichmäßig verteilt wird oder – aufgrund einer gestörten Gelenksymmetrie – nur noch punktuell auftrifft. Die erhöhte Druckbelastung schädigt den Knorpel, so daß sich eine Arthrose entwickeln kann.

Reibungskoeffizient (Gesamtdruck)

Die Gelenkmechanik unterliegt immer einem gewissen Reibungswiderstand. Aufgrund einer Asymmetrie, jedoch vor allem auch durch eine erhöhte Muskelspannung von Agonist und Antagonist, also eine generelle Druckerhöhung, erhöht sich dieser Reibungswiderstand erheblich. Dies führt u.a. dazu, daß sich die Gelenkflüssigkeit (die Synovia) weniger gut im Gelenk verteilt. Hierdurch entsteht eine latente Unterversorgung des betroffenen Knorpelgewebes. Aufgrund von asymmetrischen Belastungen – z.B. durch den M. rectus femoris auf Kniegelenk und Patella – oder auch infolge symmetrischer Belastungen – z.B. durch den M. rectus femoris und die Mm. ischiocrurales auf Knie- und Hüftgelenk – erhöht sich der Anpreßdruck der Gelenkflächen. Das Arthroserisiko steigt.

Gelenkstoffwechsel

Für eine optimale Knorpelernährung ist Bewegung essentiell. Die Nährstoffversorgung der tief im Knorpelgewebe liegenden Knorpelzellen erfordert eine rhythmische Dynamik von

Druckbelastung und -entlastung. Gelenke, die von verkürzten oder verspannten Muskeln umgeben werden, sind einem unphysiologisch hohen Druck ausgesetzt, während sich die Entlastungskomponente vermindert. Der für die Nutrition des Knorpelgewebes so wichtige „Walkvorgang" kann nur noch in reduziertem Maße ablaufen.

Der spezifische Bewegungsraum eines Gelenkes wird unter anderem durch die beteiligten Muskeln begrenzt (Teil der Weichteilhemmung). Verspannte und/oder verkürzte Muskeln verkleinern die Bewegungsamplitude. Dadurch entstehen Areale in der Knorpelfläche, die nicht mehr ausreichend belastet werden. Für die ohnehin schon problematische Ernährung des Knorpelgewebes ist aber die Belastung eine wichtige Voraussetzung und stellt nicht zuletzt eine Arthroseprophylaxe dar.

Zusammenfassend wird ersichtlich, daß die Faktoren Gelenkasymmetrie mit Druckveränderungen, erhöhter Reibungskoeffizient und Gelenkstoffwechselstörung bei reduzierter Gelenkamplitude als Folgen von Muskelverspannungen und/oder -verkürzungen auch zu erheblichen Qualitätsverlusten in den Gelenken beitragen können. Maßnahmen für eine ausgewogene und leistungsfähige Muskulatur dienen auch der Arthroseprophylaxe.

3.1.5 Leistungsphysiologische Verluste

Die negativen Veränderungen in der Muskulatur und im Gelenk haben auch Folgen im leistungsphysiologischen Bereich. Dieser Aspekt gewinnt vor allem bei Leistungssportlern an Bedeutung, weil bei ihnen die Leistungsoptimierung im Vordergrund steht.

Doch gerade auf diesem Gebiet zeigen sich häufig auffällige trainings- bzw. disziplinbedingte muskuläre Dysbalancen.

Zu einer korrekten und damit effizienten Bewegung sind nicht nur Kraft, Ausdauer, Beweglichkeit und Koordination nötig, sondern die Bewegung muß auch *ökonomisch, harmonisch* und *ästhetisch* sein.

- ❖ *Ökonomisch* ist eine Bewegung, die unter physiologischen Bedingungen bei einer maximalen Leistung mit einem minimalen Energieaufwand auskommt. Dies erfordert einen sinnvollen Einsatz der belasteten Muskeln.
- ❖ *Harmonisch* ist eine Bewegung dann, wenn zwischen Spannung und Entspannung sowie zwischen Kraft und Gegenkraft ein ausgeglichenes Verhältnis besteht. Agonisten und Antagonisten müssen im Gleichgewicht sein.
- ❖ *Ästhetisch* wirkt eine Bewegung, wenn sie in ihrem Ablauf einen geschlossenen Eindruck macht, einen Zusammenhang zwischen psychischer und körperlicher Haltung erkennen läßt und dadurch schön aussieht.

Durch die Präsenz von muskulären Dysbalancen stehen alle Komponenten – Kraft, Ausdauer, Beweglichkeit und Koordination sowie Ökonomie, Harmonie und Ästhetik – nur noch in reduziertem Maße zur Verfügung.

Diese vielfältigen einschränkenden Folgen der muskulären Dysbalancen machen sich schon während einer durchschnittlich anstrengenden Muskelarbeit bemerkbar, also bei alltäglichen Belastungen. Es ist sehr empfehlenswert, Veränderungen solcher Art ständig zu erfassen und umgehend zu korrigieren.

3.1.6 Muskelanalyse

Bevor muskuläre Dysbalancen adäquat korrigiert werden können, ist selbstverständlich eine genaue Muskelananalyse (Muskelstatus) notwendig. In der Muskeldiagnostik existieren seit Jahren etwas unterschiedliche Methoden zur Ermittlung der Meßwerte.

Einige Verfahren sind sehr brauchbar, andere hingegen führen zu weniger zuverlässigen Ergebnissen. So stellt sich beispielsweise die Analyse des M. iliopsoas als recht kompliziert und aufwendig dar. Ihre Aussagekraft ist demgegenüber begrenzt, weil oft spezifische Längenunterschiede zwischen dem M. iliopsoas und dem M. iliacus existieren und darüber hinaus ein verkürzter M. rectus femoris die Messung bei Nichtbeachtung bestimmter Kriterien beeinflussen kann.

Viele Muskeln, die Probleme verursachen können, wurden bis anhin bezüglich der Längen- bzw. Spannungsverhältnisse nicht entsprechend beachtet. Beispiele hierfür sind:

- ❖ M. quadratus lumborum
- ❖ M. multifidus
- ❖ M. piriformis

- M. levator scapulae
- M. semispinalis capitis
- M. splenius capitis

Andere Muskeln können wegen ihrer komplexen biomechanischen Funktion und ihrer oft schwierigen anatomischen Lage nur von erfahrenen Fachkräften analysiert werden.

Es gibt jedoch auch Muskeln, die recht einfach zu analysieren sind. Dies ermöglicht es interessierten Laien, im Rahmen bestimmter Grenzen Selbstdiagnosen zu erstellen. Entsprechende Hinweise dazu sind im speziellen Teil dieses Buches aufgeführt (s. Kap. 5).

Bei Verdacht auf eine ausgeprägte muskuläre Dysbalance ist eine diagnostische Abklärung der betroffenen Muskulatur immer empfehlenswert.

3.1.7 Behandlungsweg

Kennt man nun den Grad der muskulären Dysbalance, so sollte man über Dehnung (funktionelle Entspannung, strukturelle Verlängerung), Mobilisation und Kräftigung die Wiederherstellung des Gleichgewichts anstreben. Hierbei muß das günstigste Verhältnis zwischen Dehnung und Kräftigung immer individuell ermittelt werden. In manchen Situationen wird anfänglich nur mit einem Faktor (Dehnung oder Kräftigung) die Ausgewogenheit der Muskulatur erarbeitet.

Etwas vereinfacht dargestellt, sieht das Vorgehen zur Beseitigung muskulärer Dysbalancen etwa wie folgt aus:

1. Der verspannte bzw. verkürzte Teil der Muskulatur wird zuerst ausschließlich gedehnt. Der längere, evtl. phasische Antagonist wird nur gekräftigt.
2. Beide Gegenspieler werden dann ausgewogen gekräftigt. Anschließend wird vor allem der ursprünglich verspannte oder verkürzte Teil sehr gut gedehnt, also entspannt.
3. Das Gleichgewicht sollte damit erreicht sein. Nun können beide Muskelbereiche ausgewogen gekräftigt und adäquat gedehnt werden. Eine kontinuierliche Kontrolle vermeidet das Zurückgleiten in die Dysbalance.

Merke: Durch langfristiges einseitiges Dehnen ohne Berücksichtigung der komplexen muskelphysiologischen Gegebenheiten kann im schlimmsten Fall eine Dysbalance „angedehnt" werden.

3.1.8 Vorkommen

Eigene Untersuchungen (1994 bis 1996) und Erfahrungswerte ergeben übereinstimmend, daß bestimmte Muskeln oder Körperbereiche zur muskulären Dysbalance neigen. Besonders anfällig sind:

- M. biceps brachii (t) – M. triceps brachii (p)
- Nackenbereich allgemein (t)
- Mm. rhomboidei (n), M. trapezius pars transversus (p) – M. pectoralis major (t) u.a.
- M. quadratus lumborum rechts (t) – M. quadratus lumborum links (t)
- M. erector spinae im Lumbalbereich (t) – M. rectus abdominis (p)
- M. glutaeus maximus (p) – M. iliopsoas (t)
- M. quadriceps femoris (t) – Mm. ischiocrurales (t)
- Mm. adductores (t) – M. tensor fasciae latae (n), Mm. glutaei medius und minimus (p)
- M. triceps surae (t) – M. tibialis anterior (n)

(Mit „t" werden tonische, mit „p" phasische und mit „n" neutrale Tendenzen bezeichnet.)

3.2 Die muskuläre Dysharmonie (MDH)

Definition: Die muskuläre Dysharmonie zeigt Leistungs- und Spannungsabweichungen im globalen Bild des Muskelsystems, d.h. eher in der vertikalen Sicht, in den Muskelketten und -schlingen sowie Abweichungen in der Symmetrie des aktiven Bewegungsapparates (z.B. des linken Beines gegenüber dem rechten).

3.2.1 Einteilung

Viele motorische Funktionen werden von Muskelketten bzw. -schlingen ausgeführt, d.h. von Muskeln, die in ihrer Wirkungsweise eng miteinander verbunden sind und über mehrere Gelenke verlaufen. Hierbei handelt es sich nicht nur um statische Aufgaben, sondern auch um dynamische Prozesse.

Muskelketten sind im Verlauf weitgehend vertikal zueinander angeordnet.

3 Muskuläre Dysbalance und muskuläre Dysharmonie

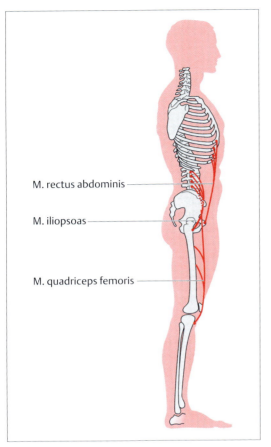

3.4 Beispiel einer Muskelkette

3.5 Beispiel einer Muskelschlinge

Beispiele: (Abb. 3.4)
- M. quadriceps femoris – M. iliopsoas – M. rectus abdominis
- Mm. ischiocrurales – M. glutaeus maximus – M. erector spinae im Lumbalbereich

Muskelschlingen sind in ihrem Verlauf vertikal-diagonal angeordnet.

Beispiel: (Abb. 3.5)
- M. triceps surae – M. quadriceps femoris – M. glutaeus maximus – M. rectus abdominis

Die muskuläre Dysharmonie ist im Vergleich zur muskulären Dysbalance weniger erforscht und wird seltener diagnostiziert. Sie kommt in Therapie und Training meist etwas zu kurz. Dabei führt sie in bezug auf Statik und Leistungsphysiologie zu mindestens ebenso gravierenden Problemen wie die muskuläre Dysbalance.

Die muskuläre Dysharmonie unterteilt man in:
- Leistungsdysharmonie (in bezug auf Kraft) und
- Spannungsdysharmonie (in bezug auf Länge).

Bei der muskulären Leistungsdysharmonie findet man neben der vertikalen Unausgewogenheit der Muskelkette zusätzlich auch Ungleichmäßigkeiten zwischen rechts und links, zwischen dem rechten und linken Arm oder zwischen dem rechten und linken Bein.

Die Gewichtung und Zuordnung der muskulären Dysharmonie ist nicht immer einfach, da eine exakte Bestimmung von mehreren, teilweise aufwendigen Maßnahmen abhängig ist.

3.2.2 Entstehung der muskulären Dysharmonie

Muskuläre Dysharmonien finden sich im Rahmen bestimmter Toleranzgrenzen bei allen Menschen. Sie sind genetisch und durch den täglichen Gebrauch geprägt und somit Ausdruck der individuellen Anlage und Lebensweise.

Die muskuläre Dysharmonie wird in der Regel erst zum Problem, wenn stärkere Abweichungen vorhanden sind, die die Statik beeinträchtigen und die muskuläre Leistung einschränken. Allerdings gibt es immer mehr Menschen mit ausgeprägten Dysharmonien. In der Praxis stellt man außerdem fest, daß immer geringere Abweichungen bereits zu auffälligen Problemen führen.

Die Ursachen hiervon sind wohl in der einseitigen Belastungsweise im Alltag und im Sport sowie in gleichzeitig ablaufenden degenerativen Prozessen zu finden.

Prädisponierende und ursächliche Faktoren sind in folgenden Bereichen zu suchen:

- Genetik
- Gebrauch
- Operationen und Verletzungen
- Geschlecht
- Alter

Genetik: Im Muskelgewebe sind Länge, metabolische Kapazität und Koordinationsfähigkeit zum Teil genetisch determiniert. Diese Faktoren bestimmen zusammen das Leistungspotential eines Muskels, das also auch der Veranlagung unterliegt.

Es gibt meßbare, ja sogar sichtbare Unterschiede im Muskelsystem ein und derselben Person. Von einer kräftigen Beinmuskulatur kann man beispielsweise nicht automatisch auf eine kräftige Oberkörpermuskulatur schließen.

Gebrauch: Mit dem Gebrauch steht dem Menschen das beste Instrument zum Erhalt und zur Veränderung von Strukturen im Bewegungsapparat zur Verfügung. Die Reize, die durch den Gebrauch entstehen, bestimmen die Richtung der Adaption. Der Gebrauch kann also sowohl korrigierend als auch zerstörerisch wirken.

In Alltag, Beruf und Sport nehmen einseitige Belastungsprofile zu. Entsprechend stellen sich die Adaptionsprozesse dar. Manche Muskeln werden ständig gebraucht, andere leiden unter Reizmangel. Die Folgen daraus sind oft unausgewogene Entwicklungen in den Muskelketten bzw. -schlingen.

Operationen und Verletzungen: Traumatische Veränderungen können lokal und auch in der Umgebung der verletzten Struktur zu funktionellen und morphologischen Einbußen führen. Dies geht mit Störungen der Ökonomie und Harmonie im Bewegungsablauf, der Koordinationsfähigkeit und des Leistungsvermögens einher. Operationen und Verletzungen machen sich ihrer Entstehung nach kurzfristig bemerkbar. Entsprechend rasch führen sie zu muskulären Dysharmonien.

Geschlechtsspezifische Unterschiede zeigen sich in der Statik, im Muskeltonus sowie in der Ausprägung der Muskulatur. Dementsprechend kann es zu geschlechtstypischen muskulären Dysharmonien kommen. Die Differenzierung im Einzelfall erfordert jedoch viel Erfahrung.

Als Beispiel sei die Muskelkette M. quadriceps femoris – M. iliopsoas genannt. Frauen haben oft einen hohen Muskeltonus im M. quadriceps femoris, wogegen der M. iliopsoas eher eine schwache Tonisierung aufweist. Bei Männer sind in der Regel beide Muskeln stark tonisiert. (Gisler, 1996)

Alter: Mit zunehmendem Alter verändert sich der passive und der aktive Bewegungsapparat. Damit verbunden sind – in Abhängigkeit vom Gebrauch – unterschiedliche degenerative Prozesse in der Muskulatur. Hierbei spielen eine zunehmende Inaktivität sowie eine Abnahme früherer Bewegungsvielfalt eine wichtige Rolle.

Auch durch die fortschreitende Verminderung der Gelenkmobilität im Alter entwickeln sich muskuläre Dysharmonien, die eine typische Ausprägung zeigen.

Eine adäquate Prophylaxe kann die normalen altersbedingten Veränderungen zwar nicht verhindern, wirkt jedoch in der Regel den schmerzverursachenden Faktoren entgegen.

3.2.3 Muskuläre Dysharmonien als Problemursache

Die muskulären Dysharmonien verursachen ähnliche Störungen in den Muskeln und Gelenkstrukturen und somit im statischen und leistungsphysiologischen Bereich wie die muskulären Dysbalancen.

Im besonderen sind der muskulären Dysharmonie Belastungsveränderungen in speziellen Muskelketten zuzuschreiben, die sich auf das gesamte Muskelsystem ausdehnen können. Lokale Überlastungssymptome in einzelnen Muskeln oder in anderen Bereichen des Muskelsystems mit entsprechender Symptomatik sind die Folge. Im einzelnen kommt es zu:

- Verminderung der Bewegungsqualität
- Verlust der Belastungsharmonie in der Muskulatur, also der intermuskulären Koordination
- Haltungsinsuffizienz
- Veränderung in der Belastungsverteilung in den Gelenken
- Erhöhte Anfälligkeit für Verspannungen und Gefahr der Überreizung in den überlasteten Teilen der Muskelkette bzw. -schlinge
- Leistungseinbußen

3.2.4 Leistungsphysiologische Verluste

Die negativen Veränderungen in den Muskelketten bzw. -schlingen haben Folgen im leistungsphysiologischen Bereich. Im normalen Alltag fallen sie weniger auf, führen hingegen im Leistungssport zu umfassenden Leistungsbarrieren.

Daher empfiehlt es sich, die sport- und trainingsspezifischen Dysharmonien immer wieder durch Korrekturmaßnahmen zu verbessern. Wie die muskulären Dysbalancen beeinträchtigen auch die Dysharmonien Kraft, Ausdauer, Beweglichkeit und Koordination und damit zugleich Ökonomie, Harmonie und Ästhetik der Bewegungen.

3.2.5 Muskelanalyse

Als Informationsgrundlage zur Erkennung von muskulären Dysharmonien dient ein entsprechender Muskelstatus. Es gibt Dysharmonien, die relativ leicht zu diagnostizieren sind. Andere hingegen lassen sich nur schwer und mit viel Aufwand erkennen. Dazu muß zwischen Spannungs- und Leistungsharmonien differenziert werden. Bei dieser Komplexität wird offensichtlich, daß nur Fachkräfte verbindliche Aussagen treffen können, zumindest in komplizierteren Teilbereichen des Muskelsystems.

Biomechanische und computergesteuerte Meßmethoden machen relativ präzise Diagnosen möglich, die dann auch spezifisch in den Therapie- bzw. Trainingsplan integriert werden können.

3.2.6 Behandlungsgrundsätze

Voraussetzung für wirksame Korrekturmaßnahmen ist ein brauchbarer Muskelstatus, der die Dysharmonien aufzeigt und sie zusätzlich in Leistungs- und Spannungsdysharmonien differenziert.

Leistungsdysharmonien werden mit spezifischen Kräftigungsmaßnahmen – vor allem der leistungsschwachen Anteile – behandelt. Diese sollten durch Dehnungsmaßnahmen ergänzt werden, um zu vermeiden, daß infolge der erhöhten Trainingsintensität nicht plötzlich Spannungsdysharmonien entstehen.

Spannungsdysharmonien können mit Kräftigungs- und Dehnungsmaßnahmen korrigiert werden. Spannungsschwache Anteile sollten vor allem in der ersten Behandlungsphase gekräftigt werden. Spannungsstarke Anteile sind durch Dehnung zu entspannen und bei Bedarf zu verlängern.

Oberstes Ziel bleibt immer, Muskelketten bzw. -schlingen heranzubilden, die weder im Leistungs- noch im Spannungsbereich große Schwankungen außerhalb der Harmoniezone aufweisen.

3.2.7 Vorkommen

Gezielte Untersuchungen und vor allem praktische Erfahrungen zeigen, daß bestimmte Muskelketten bzw. -schlingen zur Dysharmonie neigen. Es sind dies:

- ❖ Hintere Muskelkette: Mm. ischiocrurales (t)–M. glutaeus maximus (p)–M. erector spinae im Lumbalbereich (t)
- ❖ Vordere Muskelkette: M. quadriceps femoris (t)–M. iliopsoas (t)–M. rectus abdominis (p)
- ❖ Muskelkette des Schultergürtels: Mm.

rhomboidei (n), M. trapezius, pars transversa (p) – Schultermuskeln, die am Humeruskopf ansetzen (n), M. serratus anterior (n)
- ❖ Rumpf-Bein-Muskelschlinge: M. rectus abdominis (p) - M. glutaeus maximus (p) - M. quadriceps femoris (t) - M. triceps surae (t).

Mit „t" werden tonische, mit „p" phasische und mit „n" neutrale Muskeleigenschaften bezeichnet.

Trainingsbedingt kann es, besonders bei entsprechender genetischer Veranlagung, zu auffälligen Dysharmonien zwischen größeren Körperpartien kommen:

- ❖ Beinmuskulatur – Rumpfmuskulatur
- ❖ Muskulatur der Arme und des Schultergürtels – Rumpfmuskulatur

Vor allem ein falscher Gebrauch (Inaktivität oder Überlastung) führt zu problematischen Fehlentwicklungen im Bereich der funktionellen Primärmuskulatur und ihrer Synergisten.

Beispiele:

- M. erector spinae – M. multifidus
- M. trapezius, pars descendens – M. levator scapulae
- M. piriformis – M. glutaeus medius und M. glutaeus minimus – M. tensor fasciae latae

4 Physiologische Grundlagen und Methoden der Muskelverlängerung

Nach heutigem Wissensstand gibt es drei Möglichkeiten, Länge und/oder Spannung eines Muskels bzw. einer Muskelfaser im physiologischen Bereich zu verändern. Es sind dies:

- Funktionelle Entspannung (FE)
- Strukturelle Verlängerung (SV)
- Mobilisation (MO)

4.1 Physiologische Grundlagen der Muskelverlängerung

4.1.1 Formen der Beweglichkeit

Beweglichkeit ist die Fähigkeit, Bewegungen in einem möglichst großen, aber immer individuell festgelegten Bewegungsraum auszuführen. Die Beweglichkeit besteht aus zwei Komponenten:

- Die Gelenkigkeit ist die Beweglichkeit des passiven Bewegungsapparates (Gelenke, Gelenkkapseln, Gelenkknorpel, Bänder, Bandscheiben, Knochen)
- Die Dehnfähigkeit ist die Beweglichkeit des aktiven Bewegungsapparates (Muskeln, Sehnen)

Die Beweglichkeit bestimmt jeweils den *maximalen Bewegungsraum* (die maximale Bewegungsamplitude), der sich wiederum in einen aktiven und passiven Bewegungsraum unterteilen läßt:

- Der *aktive Bewegungsraum* wird durch eigene Muskelkräfte ermöglicht und ist meistens kleiner als der passive Bewegungsraum.
- Der *passive Bewegungsraum* kann nur durch das Einwirken äußerer Kräfte erreicht werden, z.B. durch das eigene Körpergewicht oder durch Partnerunterstützung . (s. Abb. 4.1)

In der Praxis unterscheidet man außerdem noch:

- Die allgemeine Beweglichkeit (generelle Beweglichkeit des ganzen Körpers aufgrund von Alltagsansprüchen).
- Die spezifische Beweglichkeit (besondere Beweglichkeit durch Ansprüche z.B. im Kunstturnen, im Hürdenlauf, im Schwimmen).

Anstelle von „Beweglichkeit" kennt man auch die Bezeichnung „Flexibilität".

4.1.2 Komponenten, die die Beweglichkeit beeinflussen

Genetik: Die Beweglichkeit ist teilweise von erblichen Gegebenheiten abhängig.

Alter: Mit zunehmendem Alter nimmt die Dehnfähigkeit der Muskeln und Sehnen ab. Verantwortlich hierfür sind:

- Eine Verschlechterung des Stoffwechsels
- Eine Abnahme an elastischen Fasern
- Ein Wasserverlust
- Eine Verminderung der Zellzahl

Die Gelenkigkeit verschlechtert sich ebenfalls. Der Beweglichkeitsverlust gründet weniger auf Veränderungen in den knöchernen Strukturen, als vielmehr in strukturellen Defiziten im Bereich der Gelenkkapsel. Ursachen dafür sind:

- Eine Verschlechterung der schon bei jüngeren Menschen problematischen Stoffwechselverhältnisse.
- Eine Abnahme des Gebrauchs der betreffenden Gelenkverbindungen durch Inaktivität, z.B. der Wirbelsäule.

Geschlecht: Hormonelle Unterschiede sind für die in der Regel bessere Dehnfähigkeit beim weiblichen Geschlecht die Ursache. Ein höherer Muskeltonus und der größere Muskelquer-

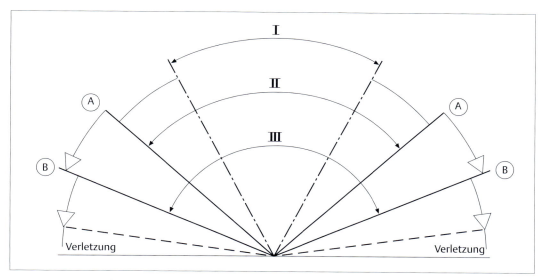

4.1 Bewegungsamplituden: A = aktive Bewegungsgrenze, B = passive Bewegungsgrenze, I = Strukturelle Verkürzung, II = Strukturelle Verlängerung, III = Veränderung der passiven Gewebe (Sehnen, Bänder)

schnitt bestimmen oft bei Männern die gegenüber Frauen leicht reduzierte Beweglichkeit.

Temperatur: Die Temperatur des aktiven Bewegungsapparates beeinflußt direkt die Beweglichkeit. Temperaturerhöhung verbessert die Dehnfähigkeit. Eine aktive Form des Aufwärmens ist passiven Maßnahmen, wie z.B. einem heißen Bad, vorzuziehen. Eine Rolle spielen auch die Temperatur der Umgebung und die Kleidung (s. thermoregulatorisches System, Kap. 2, S. 13).

Tageszeit: Die Beweglichkeit ist am Morgen schlechter als zu anderen Tageszeiten.

Ermüdung: Physische und psychische Ermüdung verringern die Beweglichkeit. Die Gründe hierfür liegen in einer veränderten Muskelsteuerung und lokal in einer Abnahme der energiereichen Phosphate (ATP-Verlust – s. auch Kap. 4, S. 36).

Gebrauch: Spezielles Beweglichkeitstraining un der tägliche Gebrauch beeinflussen lebenslang unsere Bewegungsräume.

4.1.3 Aktiver Bewegungsapparat

Muskulatur

Die anatomisch vorgegebenen Bewegungsmöglichkeiten können erst mit einer funktionstüchtigen Muskulatur genutzt werden.

Die Muskulatur besitzt eine beachtliche Dehnfähigkeit. Eine Muskelfaser kann ungefähr um das Doppelte ihrer Ruhelänge gedehnt werden. Durch Kontraktion verkürzt sie sich etwa um ein Drittel (Grosser u. Müller II).

Die Muskelfasern werden durch das Bindegewebssystem zu Einheiten unterschiedlicher Größenordnung zusammengefaßt. Der Dehnungswiderstand der Muskelfaser selbst ist nicht sehr groß. Den entscheidenden Widerstand bei einer Dehnung bieten in der Regel die bindegewebigen Bestandteile eines Muskels, das Epimysium, das Perimysium und das Endomysium.

Die Muskelfaszie hat sehr differenzierte Aufgaben:

- ❖ Sie kann Muskelfasern als Ursprung dienen.
- ❖ Sie garantiert die Führung der Muskelfasern während der Kontraktion.
- ❖ Sie fungiert als Leitbahn für die intramuskulären Gefäß- und Nervenäste und enthält

Registriereinrichtungen für den Dehnungsgrad der Muskelfasern, die Muskelspindeln.

Ein aktiv begrenzender Faktor der Dehnfähigkeit eines Muskels ist der sog. Streckreflex. Bei den Muskelreflexen unterscheidet man Eigen- und Fremdreflexe. Liegen die Rezeptoren im Muskel oder in der Sehne, handelt es sich um einen Eigenreflex. Befinden sie sich in der Haut oder in der Schleimhaut, spricht man von einem Fremdreflex. Für die Beweglichkeit sind in erster Linie die Eigenreflexe von Bedeutung. Ihre Rezeptoren bezeichnet man auch als Propriozeptoren, die im spezialisiertem Muskelgewebe, den Muskelspindeln, in der Sehne in den sog. Golgi-Sehnenorganen und darüber hinaus in Sinnesorganen liegen.

Die Muskelspindeln sind von einer Bindegewebskapsel umgeben, die in der bindegewebigen Hülle, dem Perimysium, der übrigen Muskulatur verankert ist. Sie werden durch Dehnung erregt und registrieren damit jede Längenveränderung im Muskel. Diese Information wird über afferente Nervenfasern zum Vorderhorn des Rückenmarks geleitet. Die Reize bewirken dort eine Erregung der efferenten Aα- und Aγ-Motoneurone. Die Aα-Motoneurone führen zu myoneuralen Synapsen an den (Arbeits-)Muskelfasern, die Aγ-Motoneurone zu den intrafusalen Muskelfasern der Muskelspindeln. Im betreffenden Muskel wird über diesen Weg der Muskeltonus kontrolliert. Unter bestimmten Bedingungen wird eine Kontraktion (Schutzkontraktion) ausgelöst. Diese Schutzkontraktion verhindert, daß ein Muskel bei plötzlichen Bewegungen über die physiologische Grenze hinaus verlängert wird, was zu Verletzungen führen würde. Die Schutzkontraktion hängt von der *Bewegungsgeschwindigkeit* ab. Bei gleichmäßiger Steigerung der Dehnung, ohne ruckartige Bewegung, bleibt sie weitgehend aus. Neueste Meinungen gehen davon aus, daß der Streckreflex nur bei unvorhergesehenen intensiven und explosiven Belastungen aktiviert wird. Für die Dehnung selbst stellt er demnach kaum einen limitierenden Faktor dar.

Eine wichtige Rolle beim Dehnvorgang spielt das *Schmerzsystem*. Wird ein Muskel so weit gedehnt, daß über ein gewisses Maß hinaus Zugschmerzen entstehen, so wird eine Verlängerung ebenfalls reflektorisch über die Schutzkontraktion gehemmt (γ-Schleife). Dies führt zu einer Verspannung der Muskulatur. Eine Limitierung erfolgt also, wenn die Dehnung zu schnell und zu weit in die Schmerzzone hinein ausgeführt wird. In diesem Fall ist eine Entspannung des Zielmuskels kaum mehr möglich. Die Muskulatur bleibt verspannt. Dies ist bei Anwendung der Methode der funktionellen Entspannung zu beachten. Bei der Methode der strukturellen Verlängerung kann der Zugschmerz in vernünftigem Rahmen allerdings positiv genutzt werden. Im Beweglichkeitstraining sind die beiden Faktoren *Geschwindigkeit* und *Schmerzgrad* für eine qualitativ erfolgreiche Dehnung immer von Bedeutung (vor allem bei der funktionellen Entspannung).

Die Information der Muskelspindel wird nicht nur an die Aα-Motoneurone des zugehörigen Muskels, sondern gleichzeitig über eine dazwischengeschaltete Nervenzelle auch an die Aα-Motoneurone seiner Antagonisten weitergegeben. Dabei werden diese Motoneurone und damit die Antagonisten gehemmt. Man bezeichnet dies als reziproke Hemmung der Antagonisten. So wird bei der Anspannung eines Beugers die zugehörige Streckmuskulatur und umgekehrt bei Aktivierung des Streckers die zugehörige Beugemuskulatur „entspannt". Dieser Mechanismus zur Muskelentspannung wird beim aktiv statischen Dehnen ausgenutzt.

Ferner ist es auch möglich, die Empfindlichkeit der Muskelspindeln zu verändern. Das efferente Aγ-Motoneuron aus dem Vorderhorn des Rückenmarkes endet im kontraktilen Bereich der Muskelspindel an der motorischen Endplatte einer intrafusalen Muskelfaser, die in ihrer Empfindlichkeit den unterschiedlichen Kontraktionszuständen und den damit verbundenen Schmerzsignalen angepaßt werden kann.

Durch den täglichen dynamischen gebrauch und vor allem durch ein adäquates Beweglichkeitstraing verändert sich die Sensibilität der Muskelspindeln für Längen- und Schmerzinformationen. Zugschmerzen, Ängste oder Streß werden somit über diesen Mechanismus, der auch als γ-Schleife bezeichnet wird, erst verzögert als Grenzwerte erfaßt. Praktisch bedeutet dies, daß einerseits erst relativ intensive Reize zu reflektorisch bedingten Verspannungen führen, aber andererseits die Muskeln auch früher wieder zur Entspannung freigegeben werden. Die γ-Schleife ist also in ihrer funktionellen Qualität für eine optimal angepaßte

Spannungszunahme und Entspannung des Muskels von großer Bedeutung.

Eine Muskelspindel enthält 4–10 intrafusale Fasern. Jeder von ihnen steht mit einer afferenten und einer efferenten Nervenfaser in Verbindung. Die absolute und relative Zahl der Muskelspindeln schwankt. Im M. latissimus dorsi wurden 368 Muskelspindeln, jedoch nur 1,4 pro Gramm Muskelgewicht gezählt, im M. abductor pollicis brevis dagegen insgesamt 80, jedoch 29,3 pro Gramm Muskelgewicht. (Fricke, H., H. Leonhardt, D. Stark 1992). Muskeln, die sich in einer gefährdenden Überdehnungssituation befinden, weisen mehr Muskelspindeln auf als andere in diesem Sinne nicht gefährdete Muskeln.

Sehnen

Die Sehne ist – ähnlich wie der Muskel – von einem Hüllensystem in Bündel unterteilt. Die Sehnenbündel bestehen aus einer unterschiedlichen Anzahl Sehnenfasern. Die Sehnenfasern verlaufen in Ruhe leicht wellenförmig. Unter maximaler Belastung lassen sie eine Verlängerung von 3–5% zu. Bei Erschlaffung des Muskels sorgen elastische Fasern der Sehne dafür, daß die gestreckten Sehnenbündel wieder zu Wellen gerafft werden und ihre Ruhelänge erreichen.

Wie in den Muskeln befinden sich auch in den Sehnen Spannungsrezeptoren. Sie liegen in Kollagenfaserbündelchen im Übergang zwischen Muskel und Sehne – im muskulotendinösen Übergang – und werden als Golgi-Sehnenorgane bezeichnet.

Die Golgi-Sehnenorgane reagieren nur auf relativ starke Dehnungsreize. Wie die Muskelspindeln lösen sie in diesem Fall eine Eigenhemmung aus. Wird eine Sehne so stark gedehnt, daß die Gefahr einer Schädigung besteht, führt dies zur Aktivierung der Sehnenrezeptoren. Diese leiten ihrerseits Impulse zum Rückenmark und bewirken damit die Hemmung des zugehörigen motorischen Nervs. Die Intensität der Muskelkontraktion nimmt ab.

Bei der funktionellen Entspannung liegt der Dehnreiz deutlich unter der Aktivierungsschwelle der Golgi-Sehnenorgane. Bei der strukturellen Verlängerung kann die starke Zugwirkung diese Schwelle überschreiten. Geschieht das nicht zu oft und nicht zu stark, so sind angemessen hohe Dehnungsreize für eine strukturelle Verlängerung der Muskelfasern gegeben, und auch die Sehne reagiert mit Anpassung. Sie vergrößert ihren Querschnitt und verbessert ihre Zug- und Reißfestigkeit.

Bei unphysiologischen Belastungen (besonders Überlastungen) können Fibrozyten (Sehnenzellen), die für die Kollagen- und Mukopolysaccharidproduktion (Aminozuckerverbindungen im Bindegewebe) notwendig sind, ähnlich wie eine Knochenzelle reagieren. Es kommt zu vermehrten Kalziumeinlagerungen und hierdurch langfristig zu einem Verlust der Sehnenelastizität. Dabei können sich die Sehnen sogar verkürzen (Scott, S.H., G.E. Loeb, 1994). Sehnen von verkürzten Muskeln, verkürzte Sehnen und Sehnen mit Elastizitätsverlust reagieren häufig mit einer Sehnenansatzentzündung (Insertionstendinose). Zur differentialdiagnostischen Abklärung empfiehlt es sich, einen Muskelstatus zu erheben und eine Untersuchung der Sehnen vor dem Hintergrund der dargestellten physiologischen Fakten durchzuführen.

Eine spezifische Sehnendehnung stellt nur selten das primäre Dehnungsziel dar. Bei manchen pathologischen Veränderungen, z.B. bei belastungsbedingten Ossifikationen oder Einlagerungen von Harnsäurekristallen sollen mitunter auch Sehnen bestimmten Längenreizen ausgesetzt werden. Als gute Maßnahmen zeigen sich hier die Methoden der funktionellen Entspannung und strukturellen Verlängerung. Mit gewissen Einschränkungen kann auch die Mobilisation angewendet werden, vor allem um den Stoffwechsel dieses bradytrophen Gewebes zu aktivieren.

4.1.4 Passiver Bewegungsapparat

Gelenk

Man unterscheidet zwei Hauptformen von Gelenken:

- Gelenk , die nur indirekt über Muskeln bewegt und von Bändern stabilisiert werden , z.B. das Iliosakralgelenk, das Gelenk zwischen Darmbeinschaufel und Kreuzbein.
- Gelenke , die primär von der Muskulatur bewegt und stabilisiert werden.

Die Gelenkflächen sind unterschiedlich geformt und stets mit (hyalinem) Knorpel überzogen. Eine Gelenkkapsel, deren Innenschicht die Synovia („Gelenkschmiere") bildet, umschließt das Gelenk. Die Außenschicht der Kapsel ist in der Regel mit den Gelenkbändern fest verbunden.

Die Innenschicht der Gelenkkapsel, die Membrana synovialis, ist nicht glatt gespannt, sondern bildet Falten und Zotten, die Gefäße, Nerven und Rezeptoren enthalten. Diese Falten und Zotten neigen zur Verkalkung. Reißen solche verkalkten Gebilde infolge forcierter Gelenkbewegungen ab, so können sie als „freie Gelenkkörper" eingeklemmt werden und zu schmerzhaften Sperren des Gelenks führen.

Eine adäquate Mobilisationsgymnastik ermöglicht es, die Verkalkung der Synovialmembran bis zu einem gewissen Grad zu vermindern. Wird eine Gelenkkapsel in unphysiologischem Maße gebraucht (überlastet, fehlbelastet, aber auch unterbelastet), so reagiert sie mit einer deutlichen Einschränkung des Bewegungsraumes, weil die Bindegewebsstrukturen bis zur fast völligen Immobilität verhärten können. Dies hat für die betroffenen Gelenke schwerwiegende Konsequenzen. Diese Gelenksituation kann mittels Mobilisation zum Teil sehr effizient verbessert werden. Im günstigen Fall wird nach langfristiger Gymnastik wieder ein gelenkphysiologischer Normalstatus erreicht. Der Erfolg ist allerdings auch altersabhängig.

Verletzungen der Gelenkkapsel führen unvermeidlich zu Vernarbungen. Inwieweit hier durch Mobilisation eine Besserung erreicht werden kann, hängt von vielen Einflußfaktoren ab (Verletzungsgrad, Alter, Rehabilitationsweg, usw.)

Die Gelenkkapsel kann zusammen mit dem Bandapparat auch eine Hypermobilität aufweisen. Für das Gelenk bedeutet dies, daß die passive Gelenkführung nicht in ausreichendem Maße gewährleistet ist. Im Extremfall kann sich ein Schlottergelenk entwickeln. Eine Hypermobilität der Gelenkkapsel kann genetisch bedingt oder durch unfunktionelles Beweglichkeitstraining erworben sein. Der Bewegungsraum eines Gelenks wird auch durch die Form der beteiligten Knochenenden bestimmt. Am Kniegelenk schränkt die Knochenform den Bewegungsraum nicht ein. Dies sieht an den Gelenken der Lendenwirbelsäule anders aus. Hier wird unter anderem die Drehbewegung knöchern stark gebremst. Diese knochenbedingte Stabilität geht z.B. bei der Spondylolyse verloren.

Zu intensives Dehnen bis an knöcherne Grenzen kann – in seltenen Fällen – vorübergehend eine Arthritis auslösen, die nach Beseitigung der Ursache meistens rasch wieder abklingt.

Schädigung und Zerstörung des Knorpelgewebes (Arthrose) kann die Gelenkbeweglichkeit in erheblichem Maße reduzieren. Dabei sind alle Bewegungsräume – Flexion, Extension, Abduktion, Adduktion, Rotation – in unterschiedlicher Ausprägung betroffen.

Das Beweglichkeitstraining muß einerseits auf diese Situation Rücksicht nehmen. Ohne Dehnungsübungen käme es jedoch andererseits zu einem weiteren Verlust an Bewegungsraum, was wiederum die Arthrose fördern würde.

Zwischen den Wirbeln der Wirbelsäule befinden sich die Bandscheiben (Faserknorpel). Ihre Aufgabe besteht unter anderem darin, eine funktionelle Beweglichkeit nach allen Richtungen zu gewährleisten. Bandscheibenschäden, wie Protrusion (Vorwölbung), Prolaps (Vorfall) und Osteochondrosen (degenerative Veränderungen) behindern die Beweglichkeit je nach Schweregrad. Beweglichkeitstraining ist unter diesen Voraussetzungen nur nach Anweisung und unter Kontrolle eines physiotherapeutischen Spezialisten zu empfehlen.

Bänder

Aufgabe der Bänder ist es, den Gelenken Stabilität zu geben. Die Beweglichkeit der Gelenke wird durch diese Bänder in bestimmten Richtungen ermöglicht, in anderen eingeschränkt.

Auf den ersten Blick erscheint eine Bänderdehnung als unfunktionell. Dies ist bis auf wenige Ausnahmen auch der Fall. Zu diesen Ausnahmen können u.a. die Bänder der Wirbelsäule gehören, die bei Verkürzungen nicht unwesentlich zu einer Wirbelsäulenimmobilität beitragen.

Beispiele:
- Wirbelsäule (vorderes und hinteres Längsband, Bänder zwischen den Wirbelbögen und zwischen den Quer- und Dornfortsätzen).
- Handgelenke,
- Schultergelenke (Lig. coracohumerlae und Lig. gleonohumerale).

Die Beweglichkeit der Bänder, ihre Elastizität, ist individuell verschieden. In Ausnahmefällen kann es therapeutisch notwendig werden, die

Bänder funktionell zu verlängern. Überdehnte Bänder können operativ gestrafft werden.

Es ist sehr wichtig, bei Dehnübungen auch Beschaffenheit und Funktionstüchtigkeit der Bänder zu kennen. Übungen, die statt der Muskeln die Bänder „treffen", führen langfristig zur Instabilität des betroffenen Gelenkes.

Eine Rückführung in den Bereich durchschnittlicher Funktionalität geschieht am besten über die Mobilisation und die Methode der strukturellen Verlängerung.

Beweglichkeitsgrenzen

Die Gelenke sind in ihrer Beweglichkeit mehrfach limitiert. In der Praxis findet man folgende Differenzierung:

- Die Muskulatur begrenzt in der Regeln den aktiven Bewegungsraum (Muskelhemmung).
- Nach Überschreitung der muskulären Grenze stößt man an die Hemmung der passiven Strukturen. Es gibt Situationen, die ein Vordringen bis an den passiven Bewegungsraum notwendig machen. Dies ist ohne Schädigung der aktiven und passiven Strukturen möglich, wenn es unter Anleitung eines spezialisierten Therapeuten geschieht.
Es gibt aber auch Gelenkverbindungen, an denen Kapsel und Bänder vor der Muskelhemmung limitierend wirken. Dies ist beispielsweise bei Flexion und Extension der Brustwirbelsäule der Fall sowie an den Finger- und Kniegelenken.
- Nur in wenigen Gelenkverbindungen wird die maximale Bewegungsamplitude zuerst durch die knöcherne Struktur begrenzt (Knochenhemmung). Ein Beispiel hierfür ist die Rotation der Lendenwirbelsäule. Die Knochenhemmung stellt in den meisten Gelenken die letzte Grenze der Beweglichkeit dar. Das Erreichen dieses Punktes bedeutet also normalerweise die Verletzung der anderen Strukturen.

Beim Beweglichkeitstraining müssen die besonderen anatomischen und physiologischen Gegebenheiten der beteiligten Gelenke sorgfältig beachtet werden. Dies gilt vor allem für die primären Begrenzungen. Andernfalls besteht die Gefahr, außerhalb der Zielsetzungen zu arbeiten. Langfristig können hierbei Reizungen provoziert werden. Die sehr notwendige funktionell bestimmte Stabilität leidet unter derart unphysiologischen Maßnahmen. In der Folge kommt es zu einer erhöhten Verletzungsanfälligkeit der passiven Gelenkstrukturen.

Fazit: Dehnübungen müssen sich an den strukturellen Rahmenbedingungen orientieren.

4.1.5 Wieviel Beweglichkeit braucht der Mensch?

Das optimale Maß an Beweglichkeit ist individuell verschieden. Es gibt kaum Normen bezüglich der Winkelgrade oder anderer Meßgrößen, die verbindlich angeben, was als schlechte oder gute Beweglichkeit bezeichnet werden kann. Kunstturner benötigen andere Bewegungsräume als Radfahrer, Hürdenläufer eine höhere Flexibilität bestimmter Gelenke als Marathonläufer.

Bei sehr beweglichen Personen können muskuläre Dysbalancen ohne weiteres so aussehen, daß der Agonist eine vergleichsweise normale Länge aufweist, aber im Verhältnis zum stark beweglichen Antagonisten doch als verkürzt anzusehen ist. So zeigt also die individuell optimale Beweglichkeit mitunter deutliche quantitative Unterschiede. Die tieferen Ursachen dazu liegen in den unterschiedlichen biologischen Voraussetzungen und an den abweichenden leistungsphysiologischen Belastungen und biomechanischen Ansprüchen im Alltag im im Sport.

Biomechanische Ansprüche im Alltag

Der Mensch übt seine Alltagsbewegungen unter bestimmten biomechanischen Rahmenbedingungen aus. Jeder Beruf, jede sonstige Tätigkeit beansprucht ihre typischen Bewegungsräume. Schon aus prophylaktischen Gründen sollte das Maß der maximalen individuellen Bewegungsräume leicht über dem der alltagstypischen biomechanischen Rahmenbedingungen liegen. Ist dies nicht der Fall, können Reizungen oder degenerative Veränderungen entstehen.

Normalerweise bringt der tägliche Gebrauch der Strukturen des Bewegungsapparates automatisch eine Anpassung der Bewegungsräume mit sich. Monotone Alltagsbelastungen, die immer häufiger werden, führen zu relevanten Muskelverspannungen und -verkürzungen, die den aktiven Bewegungsraum einschränken. Ein gezieltes Beweglichkeitstraining kann vor chronischen Schmerzen und evtl. vor irreparable Schäden schützen.

Biomechanische Ansprüche im Sport

Jede Sportdisziplin verlangt – in stärkerem Maße als Beruf und sonstiger Alltag – gute allgemeine und vor allem auch eine hohe spezifische Beweglichkeit. Hürdenläufer benötigen eine sehr große Hüftgelenksbeweglichkeit, Delphinschwimmer eine hohe Schulterflexibilität. Kunstturnen, rhythmische Sportgymnastik und Ballett verlangen eine sehr stark ausgebildete allgemeine und spezifische Beweglichkeit. Das langjährige Training ergibt Bewegungsräume, die das für das Wohlbefinden notwendige Maß weit überschreiten. Dies erfordert eine sehr leistungsfähige Muskulatur, die neben der hohen Flexibilität auch noch die besonders wichtige Stabilität garantieren kann. Fehlt diese Stabilisierungsfähigkeit, so kommt es häufig zu Problemen im passiven Bewegungsapparat.

Dennoch gilt, daß bei alltagsbedingten Unter- und Fehlbelastungen sowie Belastungsmonotonien viele Sportdisziplinen die besten Maßnahmen darstellen, um Degenerationsprozessen vorzubeugen.

Biomechanische Ansprüche für das Wohlbefinden

Ein Spagat stellt für das Wohlbefinden des Durchschnittsmenschen keine notwendige Voraussetzung dar. Das allgemeine Wohlbefinden verlangt Bewegungsräume, die die alltagsbedingten Bewegungsansprüche ohne große Hemmungen des aktiven und passiven Bewegungsapparates zulassen. Sie sollten so groß sein, daß sie kurzfristig keine gesundheitlichen Probleme verursachen und langfristig nicht zu degenerativen Veränderungen führen.

4.1.6 Mobilität und Stabilität

Hypermobilität bedeutet eine zu große, Hypomobilität eine zu geringe Beweglichkeit. Eine Bestimmung der individuellen Bewegungsräume ist Voraussetzung für ein erfolgreiches

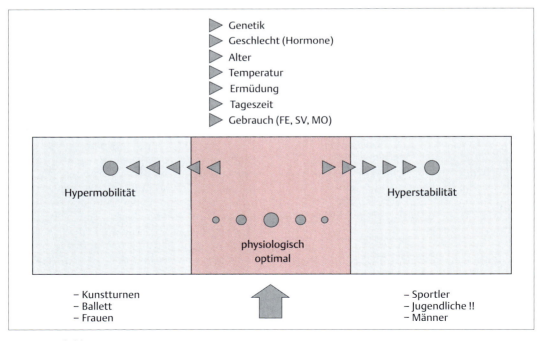

4.2 Beweglichkeitsnormen

Beweglichkeitstraining. Ein hohes Dehnungsengagement von Menschen mit bereits hypermobilen Gelenken richtet mehr Schaden an als Nutzen. Dasselbe gilt für hyperstabile Personen, die ausschließlich Kraft trainieren. Diese Gefahren sind deshalb weit verbreitet, weil viele Menschen am liebsten das Trainieren, was ihnen leicht fällt.

Trotz der individuellen Festlegung der funktionellen Beweglichkeit sind die durchschnittlichen biomechanischen Möglichkeiten der meisten Menschen doch sehr ähnlich und lassen sich in Kategorien einteilen. Nur so läßt sich beurteilen, was (noch) funktionell ist. Aufgrund praktischer Erfahrung und aus physiologischen Kenntnissen lassen sich Normen festlegen, die angeben, in welchen Längenbereichen sich die einzelnen Muskeln bewegen sollten.

Die Daten im praktischen Teil des Buches basieren auf durchschnittlichen Erfahrungswerten und den Ergebnissen wissenschaftlicher Untersuchungen. Sie dienen der Information und als Orientierungshilfe.

4.2 Methoden der Muskelverlängerung

4.2.1 Funktionelle Entspannung (FE)

Die Vorgänge im Sarkomer

Ein Muskel besteht aus einer genetisch festgelegten Anzahl von Muskelfasern. Eine Muskelfaser setzt sich aus Myofibrillen zusammen und diese wiederum bestehen aus den kontraktilen Myofilamenten Aktin und Myosin.

Die kleinste funktionelle Einheit des Muskels ist das Sarkomer. Es wird an seinen Enden jeweils durch sog. Z-Streifen begrenzt. Der Abstand zwischen zwei Z-Streifen beträgt ein 400stl bis ein 300stel mm. Das Sarkomer enthält zwei Einheiten von längsverlaufenden dünnen Aktinfilamenten und dazwischen in der Mitte, eine Einheit ebenfalls längsverlaufender, dickerer Myosinfilamente. Bei der Muskelkontraktion ziehen sich unter Mitwirkung von ATP und Kalzium die Myosinfilamente tiefer zwischen die Aktinfilamente und verknüpfen sich mit diesen durch querverlaufende Brücken. Das ATP ist auch dafür verantwortlich, daß die Brückenbildung nach der Kontraktion wieder aufgehoben wird und das Sarkomer bzw. der Muskel sich wieder entspannt. Das ATP liefer also die Energie für beide Vorgänge, die Kontraktion und die Entspannung. Das während der Muskelkontraktion um bis zu einem Drittel verkürzte Sarkomer kehrt anschließend wieder in seine Ruhelänge zurück, es entspannt sich.

Dieses Zurückgleiten zur Ruhelänge kann sich aufgrund verschiedener Einflüsse (s. Kap. 2) für einen kurzen Zeitraum (1–5 Tage) verzögern. Bedingt durch kumulative Reize kann sich aber auch ein langfristiger Verkürzungszustand einstellen (Monate, Jahre, Jahrzehnte). Sowohl eine kurzfristige als auch eine langfristige funktionelle Verkürzungssituation im Sarkomer bzw. im Muskel kann man mit der Methode der funktionellen Entspannung (FE-Methode) meistens relativ rasch wieder normalisieren. Die funktionelle Entspannung findet somit in der kleinsten funktionellen Einheit des Muskels, im Sarkomer, statt (s. Abb. 4.3, S. 36).

Ziel, Planung und Durchführung

Die funktionelle Entspannung hat das Ziel, verkürzte Sarkomere wieder in die normale Ruhelänge zurückzubringen.

Damit es in Dehnübungen auch zu einer funktionellen Entspannung kommt, die Übungen also wirken, müssen mehrere Aspekte bei der Planung und Durchführung berücksichtigt werden. Eine optimale Wirkung in der Zielmuskulatur hängt entscheidend von der Gestaltung des Bewegungsablaufes während der Dehnung ab.

Die Zugwirkung muß am richtigen Ort ankommen. Das ist der Muskelbauch. Andere Bereiche des Muskels werden nur bei besonderen Zielsetzungen angesprochen.

Eine hohe Effizienz im Zielmuskel kann nur erreicht werden, wenn die Dehnung die beteiligten passiven Strukturen nicht trifft. Dabei bildet die Stabilisierung benachbarter Gelenke eine Voraussetzung für den Schutz von Grenzbereichen.

Die Herstellung einer entspannten Situation für den Zielmuskel ist Voraussetzung dafür, daß er wirklich entspannen kann. Ein Muskel, der z.B. gegen die Schwerkraft arbeitet, kann nicht entspannen, wenn er während der Übung noch Haltefunktion übernehmen muß. Um das Ziel der Dehnübung zu erreichen, wäre in diesem Fall also eine Ausgangsposition z.B. im Liegen erforderlich.

4 Physiologische Grundlagen und Methoden der Muskelverlängerung

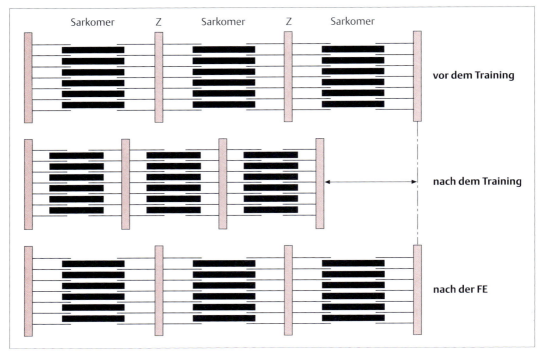

4.3 Wirkung der Funktionellen Entspannung in der Muskulatur.
Jeder Muskel kann sich nach einem nervösen Reiz um ein Drittel seiner ursprünglichen Länge verkürzen, eine funktionelle Entspannung ist kurzfristig erreichbar.

Die Dehnung wird so dosiert, daß keine Dehnreflexe auftreten. Diese können durch eine zu hohe Dehnintensität oder eine zu schnelle Ausführung der dehnenden Bewegung aktiviert werden.

Der Übende sollte auf seine Körperwahrnehmung achten. Das Fühlen der Dehnung und die Konzentration auf den Zielmuskel verbessert deutlich den Erfolg der Entspannung. Dies setzt die grobe Kenntnis der Zugrichtung des Zielmuskels voraus. Man sollte wissen, wo Ursprung und Ansatz des Muskels liegen, welche Funktion er hat und welche besondere Eigenschaften. Die Wahrnehmung der Entspannungssignale ist von Muskel zu Muskel verschieden und das Körpergefühl der Dehnenden zeigt sicher eine unterschiedliche Ausprägung. So werden z.B. im M. quadriceps Spannung und Entspannung bei guter Durchführung deutlich gespürt, während die Dehnung und die Entspannung im M. erector spinae erst für Geübte zu merken ist.

Psychische Einflüsse, darunter vor allem die Konzentration auf die Vorbereitung und Durchführung der Dehnung, fördern ebenfalls die Entspannung. Eine tiefe, ruhige Atmung hat hierbei einen synergistischen Effekt. Vor allem eine ruhige Ausatmung ist für eine spürbare funktionelle Entspannung besonders hilfreich.

Es gibt keine allgemeingültigen Regeln hinsichtlich der Dauer einer Dehnung bis zum Einsetzen der Entspannung. Bei richtiger Ausführung zeigen meist deutlich spürbare Entspannungssymptome im Zielmuskel das gewünschte Auseinandergleiten der Myofilamente an. Normalerweise ist das nach 10–15 Sekunden der Fall, bei starken Verspannungen kann es 20–30 Sekunden dauern.

Nachdem eine erste Entspannung spürbar eingetreten ist, kann die Dehnung wiederholt werden. Der Zug auf den Muskel wird dabei etwas verstärkt. Das Dehngefühl und die darauffolgende Entspannung werden erneut wahrgenommen. Im Idealfall kann solange gedehnt werden, bis keine funktionelle Entspannung mehr zu fühlen ist.

In einer stark ermüdeten Muskulatur wird anfangs, bedingt durch ATP-Mangel, eine Entspannung nur in begrenztem Umfang möglich sein. Hier empfiehlt es sich, nach entsprechenden Ruhepausen zu dehnen bzw. erneut zu dehnen.

4.2.2 Strukturelle Verlängerung (SV)

▬▬ Vorgänge in der Muskelfaser

Die Muskelfaserlänge ergibt sich aus der Anzahl der Sarkomere. Diese ist – im Gegensatz zur Anzahl der Muskelfasern im Muskel – genetisch nicht festgelegt, sondern ständigen strukturellen Veränderungen ausgesetzt. Bei einem adäquaten Gebrauch halten sich diese Veränderungen in einem physiologischen Rahmen die Waage. Inaktivität bzw. Immobilität führen zu einem Abbau von Sarkomeren und damit zu einer Verkürzung der Muskelfasern. Wahrscheinlich hat auch die Ernährung – vor allem die Proteinsynthese in der Muskulatur – einen gewissen Einfluß auf die Möglichkeit zur Längenänderung. Überdehnte Muskelfasern gehen mit überdehnten Sarkomeren, also verringerten Aktin-Myosin-Überlappungen einher. Erhalten die Muskeln in dieser Situation Kontraktionsimpulse über längere Zeit, können Faserschädigungen entstehen. Hierauf reagiert der Muskel mit einem Adaptionsverhalten, indem er die Anzahl der Sarkomere erhöht. (Morgan, D., R. Lynn, S. Wood et al., 1990). Ein Muskel besteht aus sehr vielen Sarkomeren, der M. biceps brachii (Armbeuger) z.B. aus ca. 10 Milliarden.

Zur Veranschaulichung, wie es zu einem Längenzuwachs kommt, sei eine aus 1000 Sarkomeren bestehende Muskelfaser angenommen. Wird nun diese Muskelfaser mechanisch adäquat über eine längere Zeit hinweg (2–6 Monate) immer wieder an ihre aktive Beweglichkeitsgrenze herangebracht, führt dies allmählich zu einer strukturellen Adaption. Diese Adaption wird durch die ständig wiederkehrenden Längenreize ausgelöst. Dieselbe Muskelfaser, die ursprünglich 1000 Sarkomere aufwies, besitzt nun 1050 Sarkomere. Ein struktureller Längengewinn von 50 Sarkomeren oder 5% hat stattgefunden (s. Abb. 4.4).

Wird dieselbe Muskelfaser aus 1000 Sarkomeren über längere Zeit unfunktionell, also nur in einem Teilbereich ihres aktiven Bewegungsraumes, belastet, ist ebenfalls eine Adaption wahrscheinlich – jedoch in umgekehrter Richtung. Nach einer mehrmonatigen Fehlbelastung nimmt die Anzahl der Sarkomere beispielsweise auf 950 ab. Es kommt zu einem strukturellen Längenverlust von 50 Sarkomeren oder 5% (s. Abb. 4.4).

Partielle Muskelverkürzungen kommen schon bei einseitigem Training vor. Ausgeprägte strukturelle Verkürzungen entwickeln sich nach einer verletzungsbedingten Immobilität – meist über einen längeren Zeitraum. Der vollständige Mangel an sog. Längenreizen bewirkt hier eine negative Adaption, deren Wiederherstellung

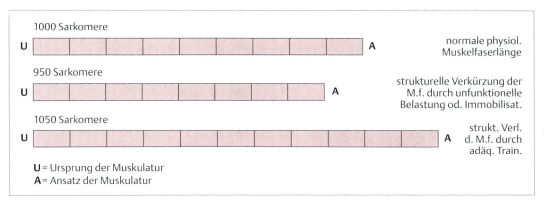

4.4 a bis c   Wirkung der Strukturellen Verlängerung (schematisch).
Die normale, physiologische Muskelfaserlänge (**a**) kann durch unfunktionelle Belastungen oder Immobilsation strukturell verkürzen (**b**). Ein adäquates Training führt zur strukturellen Verlängerung der Muskelfaser (**c**).

mit der Methode der strukturellen Verlängerung selbst bei optimaler Reizsetzung mehrere Monate dauert.

Die Längenreize können in ihrer Dauer und Intensität sehr variieren. Im allgemeinen gilt: Je intensiver der Längenreiz, desto größer ist die Adaption. Grundsätzlich stimmt das, jedoch ist eine differenzierte Betrachtung notwendig. Der Erfolg dieser Maßnahme wird von folgenden trainingsphysiologischen Faktoren bestimmt:

- Reizintensität
- Reizdauer
- Reizhäufigkeit
- Reizform

Reizintensität: Bei zu hoher Reizintensität besteht die Gefahr der Muskelverletzung. Ist die Reizintensität zu gering, wird kein Adaptionsprozeß ausgelöst. Der Trainingserfolg hängt im wesentlichen von der Intensität der Dehnung ab. Das Optimum wird durch die Muskulatur bestimmt. Jeder Muskel besitzt eine spezifische Reizschwelle. Wird diese überschritten, beginnt die Anpassung.

Die optimale Intensität liegt im oberen Bereich zwischen dieser Reizschwelle und dem Punkt, bei dessen Übertretung die Verletzungsgefahr rasch ansteigt (s. Abb. 6.1, S. 104).

Bei der Dosierung des Längenreizes muß das gesamte System, müssen auch alle Strukturen berücksichtigt werden, die neben dem Zielmuskel beteiligt sind. Dabei setzt die am wenigsten belastbare Struktur die Grenzen der Belastung. Schmerzen während des Trainings und nach dem Training (vor allem am nächsten Tag) sind Zeichen für eine zu hohe Reizintensität.

Während bei der Methode der funktionellen Entspannung kaum strukturelle Veränderungen zu erwarten sind, gibt es umgekehrt bei der Methode der strukturellen Verlängerung keine spürbare funktionelle Entspannung. Die Dehnungsintensität ist zu hoch, somit wird das Schmerzsystem reflektorisch aktiviert und läßt keine Entspannung zu. Dazu kommt, daß bei der strukturellen Verlängerung die Zielmuskeln gleichzeitig Kontraktionsimpule enthalten.

Reizdauer: Damit ein Training zu Veränderungen im Gewebe führt, wird eine bestimmte Belastungsdauer benötigt. Dies gilt auch für das Dehnen, wobei die Dauer hier von geringerer Bedeutung ist als die anderen Faktoren. Die optimale Dehnungsdauer liegt zwischen zwei und maximal 30 Sekunden. Falls die Reizhäufigkeit stimmt, ist die zeitliche Obergrenze bei 10–20 Sekunden anzusetzen. Eine längere Dehnung kann bereits mit einer verringerten Reizantwort im neuromuskulären System einhergehen, auch wenn die Intensität gleich bleibt. Spätestens nach einer Reizdauer von 30 Sekunden verschlechtert sich das Verhältnis Zeitaufwand und Erfolg.

Reizhäufigkeit: Die Häufigkeit ist neben der Intensität der wichtigste Faktor. Tägliche Reize bewirken selbstverständlich mehr als nur eine Belastung pro Woche.

Die Reizhäufigkeit wird primär von der Zielsetzung bestimmt. Diese hängt vom angestrebten Grad der Verbesserung ab, aber auch von zeitlichen Rahmenbedingungen. Kleine Verbesserungen innerhalb von zwei Jahren erfordern nicht die gleiche Häufigkeit wie große in einem Jahr angestrebte Fortschritte. Die Zielsetzung ist individuell sehr verschieden.

Die optimale Reizhäufigkeit kann also sowohl tägliches Training bedeuten, als auch beispielsweise nur zweimaliges Training pro Woche. Aus trainingsphysiologischen Gründen (Überkompensationsverlust) ist es sinnvoll, mindestens zweimal in der Woche zu trainieren. Es muß beachtet werden, daß sich eine adäquate Reizhäufigkeit an der Reizintensität orientiert. Tägliches hochintensives Dehnen mit struktureller Verlängerung würde wahrscheinlich zu Reizungen, vor allem des Sehnengewebes, führen.

Reizform: Beim Untertrainierten müssen die ersten Trainingsreize langsam steigend angeboten werden. Auch beim gut Trainierten dürfen die Reizkurven nicht rasch auf ein hohes Niveau ansteigen. Zu empfehlen ist ein langsames Herantasten an die adäquate Reizintensität, um in diesem Bereich mit viel Gefühl wellenförmig zu verweilen. Beim Auftreten von Schmerzen muß die Dehnbelastung umgekehrt zurückgenommen werden, bis man die angestrebte Reizdauer in einem verträglichen Bereich bewältigen kann.

Beim Beenden der Dehnung ist entsprechend ein langsames Zurückgehen in die Ausgangsposition notwendig. Anschließend empfiehlt es sich, einige lockere mobilisierende Bewegungen der gerade gedehnten Bereiche durchzuführen, um den Stoffwechsel wieder zu aktivieren.

Häufige Dehnreize bewirken schon bei geringer Intensität strukturelle Veränderungen, wenn sie mehrmals täglich vorkommen. Dies zeigt folgendes Beispiel: Bei Untersuchungen an Taxifahrern wurde unter anderem die Rotationsbeweglichkeit der Brustwirbelsäule getestet. Nach der Auswertung stellte man mit Erstaunen fest, daß sich ausnahmslos alle Probanden besser nach links als nach rechts drehen konnten. Nach anfänglichen Zweifeln fand man die Ursache dieses eindeutigen Ergebnisses. Taxifahrer steigen fast jeden Tag zwischen 20- und 40mal in ihr Auto und nehmen nach dem Hinsetzen mit einer Oberkörperdrehung nach links den Sicherheitsgurt, um sich anzuschnallen. Diese banale, jedoch täglich mehrmals ausgeführte Bewegung war die Ursache für strukturelle Veränderungen der Muskulatur und vor allem der passiven Strukturen. Dies zeigt, daß schon gewisse Erfolge erzielt werden können, wenn die genannten vier Faktoren nicht in optimaler Weise genutzt werden.

Strukturelle Verlängerungsreize sind in verschiedenen Bereichen möglich:

- in der Therapie
- während der Arbeit
- beim Spielen
- in der Gymnastik
- während des Krafttrainings

Besondere Vorteile der strukturellen Verlängerung sind das große Wirkpotential und die Fähigkeit, zu einer Ausgewogenheit zwischen der Muskulatur und den zugehörigen passiven Strukturen zu führen. In dieser Hinsicht ist sie effektiver als beispielsweise die Methode der funktionellen Entspannung.

Ziel, Planung und Durchführung

Die strukturelle Verlängerung hat das Ziel, die Anzahl der Sarkomere pro Muskelfaser zu vermehren und diese somit substantiell zu verlängern. Synergistisch ergeben sich dabei wirkungsvolle Adaptionsreize auf die intramuskulären Bindegewebe.
Jede Bewegung kann eine strukturelle Verlängerung auslösen, wenn sie in bezug auf die o.g.

Faktoren den Qualitätsanforderungen entspricht. Zusätzliche Aspekte sind:

- Übungswahl
- Technik der Durchführung
- Körpergefühl

Übungswahl: Die richtige Übung garantiert, daß auch der gewünschte Muskel bzw. das anvisierte Muskelsystem in der angestrebten Intensität gedehnt wird. Dabei ist gesichert, daß keine unfunktionellen Belastungssituationen geschaffen werden, die ihrerseits zu Problemen führen können. Die Auswahl soll zudem den individuellen physiologischen Gegebenheiten angepaßt werden.

Technik der Durchführung: Eine gute Technik trägt ebenfalls dazu bei, unfunktionelle Belastungen zu vermeiden. Von der Durchführung hängt die korrekte Plazierung des Dehnungsreizes ab. Geplante Variationen der Lokalisation der Dehnung im Zielmuskel stellen eine sehr anspruchsvolle Aufgabe dar und setzen sehr gute anatomische und biomechanische Kenntnisse voraus.

Körpergefühl: Zur Kontrolle der verschiedenen Faktoren, besonders der Reizintensität, erweist sich das Körpergefühl als ein geeignetes Mittel. Es ermöglicht die Analyse und Korrektur der Zieleffizienz und der Belastung. Daher ist es notwendig, das Körpergefühl mit zunehmender Übungshäufigkeit entsprechend mitzuentwickeln, also zu fördern. Dehnen ohne Körpergefühl führt rasch zu einer Qualitätsminderung und erhöht das Verletzungsrisiko.

4.2.3 Mobilisation

Vorgänge in der Muskulatur

Bewegung ist der beste „Weichmacher" der Muskulatur. Diese Aufgabe erfüllen jedoch Bewegungen mit Kräftigungscharakter kaum, denn die Intensität ist zu groß und damit die Muskeltonisierung zu hoch. Eine Bewegung, die diesen Weichmachereffekt garantieren kann, muß vielen physiologischen Aspekten gerecht werden.

Stoffwechselphysiologische Grundlagen: Durch die Muskeln verlaufen zahlreiche Blutgefäße, die das Muskelgewebe in Ruhe und bei Aktivität mit Sauerstoff und Nährstoffen sichern. Für eine gute Muskelfunktion ist eine bedarfsgerechte Durchblutung essentiell. Jedoch gibt es gerade in diesem Bereich starke Schwankungen, die für den Muskelzustand von großer Bedeutung sein können.

Die Versorgungskapazität der Blutgefäße wird von verschiedenen Systemen über Veränderungen von Blutdruck und Gefäßdurchmesser gesteuert. Diese Veränderungen entsprechen im Normalfall den Anforderungen.

Jeder arbeitende Muskel ist eine Pumpe, die den Kreislauf unterstützt. Bei der Muskelkontraktion erhöht sich die Muskelspannung derart, daß die intramuskulären Blutgefäße zusammengedrückt werden. Hierdurch wird das nähr- und sauerstoffarme verbrauchte Blut aus dem Muskel gepumpt. Bei der nun folgenden Entspannung erweitern sich die Blutgefäße wieder, in die nun neues nähr- und sauerstoffreiches Blut einfließt. Rhythmische Spannungswechsel in der Muskulatur sind also eine wichtige Voraussetzung für einen ausgewogenen Stoffwechsel.

Die Durchblutung eines Muskels wird schon ab 20% seiner Maximalbelastung reduziert. Bei 40–50% der Maximalbelastung sinkt sie praktisch auf Null. Eine dauernde Tonuserhöhung (z.B. bei stereotypen Arbeitsabläufen) führt zu einer erheblichen Verschlechterung des Stoffwechsels. Wenn die Ernährung des Muskels ständig reduziert bleibt, sind Verspannungen, Reizungen und Muskelatrophien vorprogrammiert.

Die relativ konstante Blutmenge von 5–6 Litern wird nach Bedarf vermehrt in die aktiven Bereiche geleitet. Im Verhältnis zur Situation in Ruhe kann sich die Durchblutung in den aktiven Bereichen auf das zehn- bis zwanzigfache erhöhen. Dies hat in den zur gleichen Zeit inaktiven Muskeln eine reduzierte Stoffwechsellage zur Folge.

Wird ein Muskel zu wenig oder nicht adäquat gebraucht, kommt es chronisch zu einer latenten Mangelversorgung.

Biomechanische Grundlagen: Muskuläre Dysbalancen oder Dysharmonien können in den meisten Fällen – symptom- und zielorientiert – wahlweise mit funktioneller Entspannung, struktureller Verlängerung oder Mobilisation ausgeglichen werden.

Es gibt jedoch auch Muskeln, die aufgrund der biologischen Grenzen in den von ihnen bewegten Gelenkverbindungen, relativ schlecht gedehnt werden können. Dies gilt beispielsweise für die tonischen Rückenstrecker im Bereich der Lendenwirbelsäule. Hier drängt sich eine Wahl zur Mobilisation oft schon aus mechanischen Gründen auf. Mit dieser Methode ist es möglich, eine verspannte Muskulatur innerhalb der passiven Grenzbereiche der Kapselstrukturen zu bewegen. Bei Nichtbeachtung besteht die Gefahr, die passiven Grenzen (z.B. in den Wirbelsäulengelenken) zu überschreiten und in einen Bereich zu verschieben, in dem es unter Umständen zu einem Verlust an Stabilität kommen kann (siehe Gelenkmobilisation). Die Berücksichtigung der charakteristischen Grenzen stellt eine wichtige Voraussetzung dafür dar, die vielseitigen Möglichkeiten der Mobilisation in ihrer vollen Wirksamkeit auszuschöpfen.

Muskelmobilisation - Ziel, Planung und Durchführung

Das Ziel der Muskelmobilisation ist es, den Stoffwechsel in den betreffenden Muskeln und damit ihre Funktionsfähigkeit zu verbessern.

Intensität der Mobilisation: Was die Intensität betrifft, sollten die Bewegungen so dosiert sein, daß sie etwa im Bereich von 20% der maximalen Muskelkraft oder sogar leicht darunter ablaufen.

Belastungen, die die Durchblutung unterbinden, also bei 40–50% der Maximalkraft liegen, trainieren bereits Kraftausdauer und weiter darüber andere Krafttrainingsziele. Bei diesen Zielsetzungen ist der Effekt des „Weichmachers" nicht mehr gegeben. Im Gegenteil kommt es hierunter – in Abhängigkeit von der Intensität – immer zu einer Tonisierung der Muskulatur.

Bewegungsform: Die Bewegungen sollten weich und fließend durchgeführt werden. Ruckartige, zuckende Bewegungsabläufe können die Zieleffizienz gefährden.

Bewegungsraum: Am Anfang sind schon durch ganz kleine Bewegungen Erfolgserlebnisse möglich. Mit zunehmendem „Weichwerden" der Muskulatur können entsprechende Anpassungen im Bewegungsraum stattfinden. Doch auch im besten Fall sollte der Bewegungsraum nicht maximal sein. Sehr wichtig dabei ist, daß die Bewegungen nie schmerzhaft sein dürfen. In einem solchen Fall muß die Bewegungsamplitude so weit reduziert werden, bis wieder im schmerzfreien Raum trainiert wird. Damit der Bewegungsraum nicht unphysiologisch erweitert wird, ist es notwendig, die anatomisch und physiologisch bedingten Grenzbereiche der beteiligten Gelenkverbindungen zu kennen und auch zu akzeptieren.

Häufigkeit der Mobilisation: Empfehlenswert sind 10–30 Wiederholungen pro Muskel bzw. Muskelsystem. Noch wichtiger für den Erfolg als die Anzahl der Wiederholungen ist die Häufigkeit der Übungen pro Tag bzw. pro Woche. Um einen verspannten Muskel weicher zu machen, sollte er, zumindest am Anfang, mehrmals am Tag, d.h. 3–10mal, sanft mobilisiert werden. Dies ist vor allem dann notwendig, wenn immer wieder unfunktionelle, aber unumgängliche Alltagsbelastungen tonisierende Reize in der betreffenden Muskulatur bewirken.

Bei Problemen in den Gelenkverbindungen – z.B. bei einer Diskushernie – darf nicht oder nur sehr vorsichtig mobilisiert werden. Die Entscheidung sollte auf alle Fälle mit einem Spezialisten besprochen werden.

Vorgänge in der Gelenkkapsel

Jedes Gelenk hat seine eigenen spezifischen Möglichkeiten und Grenzen. Diese variieren von Person zu Person. Mit zunehmendem Alter kommt es meistens zu einem Verlust an Mobilität. Dies kann man als normalen altersgemäßen Prozeß ansehen.

Der Bewegungsraum wird in der Regel zuerst von der Muskulatur und den Sehnen (aktiver Bewegungsapparat), dann von der Gelenkkapsel und den Gelenkbändern und an letzter Stelle (wenn überhaupt) vom Knorpel und von der Knochenform begrenzt (passiver Bewegungsapparat).

Die Gelenkmobilisation betrifft meist nur die Kapsel und manchmal zusätzlich noch – jedoch selten – die integrierten Bänder, z.B. die Bänder der Wirbelsäule.

In bezug auf Mobilität und Stabilität weist jedes gesunde Gelenk eine seinen physiologischen Belastungen entsprechende Ausgewogenheit auf. Das Überwiegen eines Faktors geht dabei stet zu Lasten des anderen.

Ein zu großer Verlust an Kapselmobilität, eine Hyperstabilität, ist für die Gelenkmechanik und -nutrition ungünstig und sollte umgehend über eine Mobilisation normalisiert werden. Auf der anderen Seite bedeutet eine zu große Gelenkmobilität, eine Hypermobilität, einen Verlust an Stabilisierungsfähigkeit und sollte über Kräftigungsmaßnahmen in den physiologischen Bereich zurückgeführt werden.

Eine zielgerechte Gelenkmobilisation orientiert sich also immer an den individuellen anatomisch und physiologisch gesetzten Grenzwerten in Verbindung mit den persönlichen Gebrauchsanforderungen.

Zum Mobilitätsverlust führen:

❖ Operative Eingriffe im Gelenk mit konsekutiven Verklebungen der Kapselgewebe.
❖ Chronische Gelenksentzündungen
❖ Überlastungen mit der Folge von Kapselverletzungen und anschließender Vernarbung der Strukturen
❖ Unterbelastung (Inaktivität, Immobilität), die relativ rasch – innerhalb weniger Monate, manchmal in nur wenigen Wochen – die Funktionalität der Gelenkkapsel dezimieren läßt.
❖ Fehlbelastungen, die ausgeprägte Stabilisierungsimpulse provozieren, also eine Hyperstabilität zur Folge haben.

Besonders betroffen von Unter- und Fehlbelastungen sind die Kapselstrukturen der Wirbelsäulengelenke, manchmal auch der Schultergelenke, der Handgelenke und der Hüftgelenke. Bei den kleinen Zehengelenken kann es durch das „immobile Leben im Schuhinnern" zu Versteifungen kommen, die aber eher selten zu einschneidenden Einbußen an Lebensqualität führen.

Mobilisation der Gelenkkapsel – Ziel, Planung und Durchführung

Die Behandlung nach operativen Eingriffen, Kapselverletzungen und bei chronischen Gelenkentzündungen gehört in die Hände von Physiotherapeuten.

Unter Berücksichtigung der beschriebenen Aspekte kann hingegen die Behandlung bei Problemen infolge Unter- oder Fehlbelastungen ein Teilziel in den Trainingseinheiten bilden.

Das Ziel der Mobilisation der Gelenkkapsel ist es, das Zusammenspiel aller Strukturen, die an der Beweglichkeit beteiligt sind, zu harmonisieren.

Intensität der Mobilisation: Die optimale Intensität ist nur über das Körpergefühl zu bestimmen. Dies erfordert daher ein gewisses Maß an praktischer Erfahrung.

Bewegungsform: Wie bei der Mobilisation der Muskulatur werden die Bewegungen fließend durchgeführt, jedoch mit mehr Kraftaufwand.

Bewegungsraum: Der Bewegungsraum ist ein bedeutender Faktor. Nur wenn Bewegungen mit einer bestimmten Intensität möglichst oft an die aktuelle Grenze der passiven Strukturen herangeführt werden, zeigt die Mobilisation Wirkung. Erfolge machen sich nach 2–6 Monaten bemerkbar. Diese lange Zeit liegt darin begründet, daß die Kapselstrukturen ein bradytrophes Gewebe darstellen, also einen sehr langsamen Stoffwechsel besitzen und somit viel Zeit für die Adaption benötigen.

Häufigkeit der Mobilisation: Auch für eine optimale Beweglichkeit der Gelenkkapsel sind 10–30 Wiederholungen sinnvoll. Isometrische Reize stellen dabei manchmal eine wirksame Ergänzung dar. Die isometrische Belastungsdauer sollte in den meisten Fällen zwischen 10 und 20 Sekunden liegen. Die Empfehlungen zur Trainingshäufigkeit unterscheiden sich von den entsprechenden Empfehlungen bei der Muskelmobilisation. Die Erholungsfähigkeit des bradytrophen Gewebes ist langsamer, und dies begrenzt die Häufigkeit des Trainings. Tägliche Reize sind mit Vorsicht zu planen, wobei Intensität und Dauer der Belastung mit berücksichtigt werden müssen. Bei durchschnittlichen Zielsetzungen und einer angemessenen Intensität und Dauer genügt eine Häufigkeit von 2–4 mal pro Woche.

4.2.4 Differentialtherapeutische Aspekte

Funktionelle Entspannung, strukturelle Verlängerung und Mobilisation sind die einzigen drei physiologischen Methoden, die im Beweglichkeitstraining bisher wissenschaftlich anerkannt sind.

Die Ursachen einer Störung, ihre Symptomatik und Ausprägung sowie die Ziele bestimmen, welcher Methode der Vorzug gegeben wird und welche Art von praktischen Übungen im einzelnen den gesetzten Anforderungen genügen können. In manchen Fällen kann eine Kombination von zwei oder sogar alle drei Methoden synergistische Effekte auslösen. Jedoch sollte man, um nicht in eine unüberschaubare Situation zu geraten oder antagonistische Wirkungen zu provozieren, sehr gut überlegen, bei welchem speziellen Symptom und mit welchem Erfolgsziel man eine Behandlung ansetzt.

Muskelverspannungen und -verkürzungen

Muskelverspannungen und -verkürzungen verlangen nach problemorientierten Maßnahmen:

Muskelverspannung:

Funktionelle Entspannung	sehr gute Wirksamkeit
Strukturelle Verlängerung	ungenügende Wirkung (in begrenztem Maße bei großer Vorsicht durchführbar)
Mobilisation	sehr gute Wirksamkeit

Muskelverkürzung:

Funktionelle Entspannung	ungenügende Wirkung (in begrenztem Maße möglich)
Strukturelle Verlängerung	sehr gute Wirksamkeit
Mobilisation	ungenügende Wirkung

Kombinationen

Sinnvolle Kombinationen ergeben sich typischerweise aus unterschiedlichen Zielsetzungen:

❖ Strukturelle Verlängerung in der Trainingseinheit und funktionelle Entspannung nach der Belastung sind sehr sinnvolle Verbindungen.
❖ Strukturelle Verlängerung und unmittelbar folgende Mobilisation stellen synergistische Maßnahmen dar.

❖ Strukturelle Verlängerung mit anschließender funktioneller Entspannung und Mobilisation haben im Beweglichkeitstraining den größten Effekt. Diese Kombination beansprucht jedoch einen nicht gerade geringen Zeitaufwand.

Entscheidend ist, daß alle drei Methoden situationsgemäß angewendet werden bei guter Ausführungsqualität während der gesamten Übungsdauer. Dazu gehören Körpergefühl, Ausdauer und etwas Geduld. Unter diesen Voraussetzungen wird sich der Erfolg im Rahmen der gegebenen individuellen Möglichkeiten nach entsprechender Zeit auch einstellen.

Lokale Behandlung

Das Ziel der lokalen Entspannung oder Dehnung ist ein isolierter Muskel. Mit einer der drei Methoden wird also eine intramuskuläre Veränderung angestrebt.

Dies kann beispielsweise bei Trainingsformen sinnvoll sein, durch die spezifische Muskeln stark belastet werden und infolgedessen kurzfristig mit einem deutlich erhöhten Tonus reagieren. Auch bei Überreizungen, Verspannungen oder Verkürzungen aufgrund häufig wiederkehrender spezifischer Belastungen oder statischer Veränderungen kann es notwendig sein, einzelne Muskeln in die intermuskuläre Harmonie zurückzuführen.

Haltungsfehler bzw. statische Mängel können korrigiert werden, nachdem ein präziser Muskelstatus erstellt ist, um – hieran orientiert – gezielt und ursachenspezifisch die Dysbalancen zu regulieren.

❖ Die Methode der funktionellen Entspannung ist prädestiniert für die lokale Muskelentspannung, weil mit ihr am einfachsten gezielt ein bestimmter Muskel isoliert und rasch entspannt werden kann.
❖ Die Methode der strukturellen Verkürzung kann sich bei dieser Zielsetzung als technisch schwierig erweisen. Es ist nicht immer leicht, einen Muskel zu isolieren und ihn allein strukturell zu verlängern.
❖ Die Mobilisation bietet sich dagegen wiederum als gute Möglichkeit an, gezielt einen einzelnen Muskel aus einem System getrennt zu bearbeiten und damit weich zu machen.

Für intramuskuläre Veränderungen sind somit in der Regel die funktionelle Entspannung und die Mobilisation gegenüber der strukturellen Verlängerung zu favorisieren. Die endgültige Wahl sollte mit viel Wissen über die komplexen Zusammenhänge und Klarheit über die persönlichen Zielsetzungen getroffen werden.

Intermuskuläre Behandlung

Intermuskuläre Entspannung bzw. Dehnung zielt auf eine Harmonisierung der Spannung bzw. der Länge der Muskeln untereinander.

Ein erweiterter Muskelstatus gibt Auskunft über die Längen- und Spannungsverhältnisse im Muskelsystem und informiert zusätzlich über die Leistungsdysharmonien der einzelnen Muskeln. Unharmonisch kräftige, aber auch unharmonisch schwache Muskeln zeigen oft auch Abweichungen im Bereich von Spannung und Länge. Die Erfassung von intermuskulären Defiziten gehört heute noch nicht zum diagnostischen Standard. Eine umfassende Prophylaxe und optimale individuelle Leistungsausschöpfung setzen aber genau diese vertieften Kenntnisse über den Muskelstatus voraus.

❖ Die Methode der funktionellen Entspannung ist für das intramuskuläre Beweglichkeitstraining am besten. Sie eignet sich bedingt auch zur spezifischen intermuskulären Harmonisierung, um Dysbalance und Dysharmonien zu regulieren. Die Umsetzung verlangt allerdings weitreichende Kenntnisse über den normalen Muskel und über die Bestimmung einer Abweichung vom physiologischen Harmoniebild.
❖ Die Methode der strukturellen Verlängerung ist leichter umzusetzen, wenn muskuläre Dysharmonien ausgeglichen werden sollen. Typischerweise kommt es unter ihrer Anwendung zu einer Dehnung und Verlängerung mehrerer Muskeln. Es findet sich also primär eine intermuskuläre Wirkung.
❖ Die Muskelmobilisation ist, auch wenn sie mehrere Muskeln in den Bewegungsablauf integriert, meistens nur auf einen Teil einer Muskelkette ausgerichtet. Sie dient demnach nur selten als charakteristische intermuskuläre Maßnahme.

Anwendung der drei Methoden im Vergleich

Methode der funktionellen Entspannung:
- Verlängerung des Zielmuskels durch Entspannung im Sarkomer
- Unmittelbare Entspannungserfolge
- Sehr gute lokale Entspannung bei nur geringer intermuskulärer Wirkung
- Gezielte und effiziente Maßnahme zur Behebung von muskulären Dysbalancen und Dysharmonien
- Stoffwechselstimulation
- Zum Teil technisch anspruchsvoll (kurze Lernphase erforderlich)

Methode der strukturellen Verlängerung:
- Verlängerung des Zielmuskels durch Vermehrung von Sarkomeren
- Nur mittel- bis langfristige Verlängerungserfolge
- Gute intermuskuläre und interstrukturelle Adaptionswirkung
- Keine unmittelbare Entspannung im Zielmuskel
- Die größte Kapazität an morphologischer Verlängerung (aus leistungsphysiologischer Sicht)
- Leicht erlern- und umsetzbar

Mobilisation
- Neuromuskuläre Beruhigung und Stimulation der intramuskulären Nutrition
- Weichmacher im Zielmuskel
- Unmittelbare lokale und intermuskuläre Entspannungserfolge
- Keine oder nur minimale strukturelle Verlängerung
- Gute synergistische Wirkung im Bereich der Gelenkkapsel und auf den Gelenkstoffwechsel
- Teilweise Voraussetzung koordinativer Fähigkeiten.

5 Funktionelle Entspannung (FE)

Theorie

5.1 Ziel und Wirkung der funktionellen Entspannung

Die Ursachen von funktioneller Verkürzung sind in Kapitel 2, S. 3–17 aufgeführt. Die physiologischen Aspekte der funktionellen Entspannung behandelt Kapitel 4.2.1, S. 35.

Die funktionelle Entspannung strebt in erster Linie eine Korrektur von funktionellen Muskelverspannungen an. Das Zurückführen verspannter Muskeln in einen physiologischen Grundtonus ist mit dieser Methode schnell und effizient möglich. Dies stellt den eigentlichen Nutzen dar. Daß bei regelmäßiger Durchführung auch eine leichte strukturelle Verlängerung erreicht werden kann, ist eine erwünschte, allerdings begrenzte Nebenerscheinung.

Durch die kurzfristige Verringerung des Muskeltonus wird der Stoffwechsel günstig beeinflußt und in der Folge die Regenerationsfähigkeit gezielt verbessert.

5.2 Strukturelle Aspekte und technische Ausführung

Der Muskel ist über Sehnen am Knochen fixiert. Die Verbindung zwischen Sehne und Muskelfaser wird *muskulotendinöser Übergang* genannt. Der Muskel nimmt zur Mitte hin an Umfang zu, zum muskulotendinösen Übergang in die Sehne hin ab. Der Bereich mit dem größten Umfang wird als *Muskelbauch* bezeichnet.

Mit technischen Veränderungen bei der Durchführung einer Übung ist es meistens möglich, das Zentrum der Zugwirkung in den Muskelbauch hinein zu verlagern, oder – bei speziellem Bedarf – auch in Richtung des einen oder anderen muskulotendinösen Übergangs. Bestehen keine lokalen Strukturschwächen – z.B. nach Verletzungen – so heißt das Dehnungsziel immer Muskelbauch. Dies garantiert in der Regel eine Zugwirkung über die gesamte Muskellänge. Je nach Wirkort unterscheidet man:

- Einendige Wirkungsgrade (Dehnung am muskulo-tendinösen Übergang)
- Ganzheitlicher Wirkungsgrad (Muskelbauchdehnung)

5.3 Nutzen und Grenzen der funktionellen Entspannung

5.3.1 Nutzen

- Kurzfristige Erfolge (innerhalb von 10–20 Sekunden)
- Bei „kalter" und „warmer" Muskulatur anwendbar
- Nach intensivem Gebrauch von Muskeln, die zu Verspannungen neigen, immer empfehlenswert
- Zur Linderung von Verspannungen verschiedener Genese wirksam
- Muskelspezifische Tonusregulation
- Reduktion von erhöhter neuromuskulärer Aktivität
- Gezielte Korrektur von muskulären Dysbalancen
- Beschleunigung von Regenerationsphasen
- Prophylaxe von Verspannungen und Verkürzungen
- Verletzungsprophylaxe
- Verbesserung lokaler Nutritionsvorgänge
- Gezielte, problemorientierte Rehabilitation
- Als spezielle Therapiemaßnahme geeignet
- Mögliche Verbindung von körperlicher und seelischer Entspannung

5.3.2 Grenzen

- Nur geringe Reize zur strukturellen Verlängerung
- Keine Anregung der Herz-Kreislauftätigkeit
- Als psychische Vorbereitung auf hohe Leistungen und Belastungen nicht geeignet (beruhigende Wirkung)
- Keine positive Anregung des Stoffwechsels in den passiven Strukturen (Gelenken)
- Aufgrund der Leistungsminderung vor Disziplinen, in denen Schnelligkeit und kurzfristige Kraftsteigerungen gefragt sind, nicht geeignet (Reduktion von Querbrücken zwischen den Myofilamenten, Tonusverlust, Abnahme der neuromuskulären Stimulation)

5.4 Optimaler Anwendungszeitpunkt

Die muskelphysiologischen Auswirkungen der funktionellen Entspannung bestimmen den Zeitpunkt, zu dem der optimale Wirkungsgrad gegeben ist.

- *Nie* im Warm up (Aufwärmen) anwenden
- Nie vor Wettkampfdisziplinen mit Schnelligkeits- oder sogar Explosivitätscharakter
- Im Leistungsteil höchsten als kurze Entspannungen (10–20 Sekunden) nach intensiven Belastungen von Muskeln, die zu Verspannungen neigen (z.B. im Krafttraining)
- Optimal im Cool down als fester Bestandteil der Regenerationsphase
- Bei akuten Verspannungen (im Büro, während des Trainings) regelmäßig mehrmals über den Tag verteilt
- Zur Prophylaxe immer nach dem Gebrauch des Zielmuskels und über die Woche verteilt, je nach Lust und Möglichkeit

5.5 Entspannungstechniken

5.5.1 Passiv statisches Dehnen

Beim passiv statischen Dehnen führt – von bestimmten Dehnapparaten abgesehen – entweder die Schwerkraft, also das Eigengewicht, zur Dehnung, oder Muskeln entfalten ihre Zugwirkung, die vom Zielmuskel entfernt liegen. Bei dieser Technik kommt es so weder im Zielmuskel noch in einem seiner Antagonisten zu einer Aktivität.

Die Dehnung erfolgt hier primär durch neuromuskuläre Beruhigung, d.h. Reduktion der überschwelligen Aktivität im A-a-Motoneuron und Nutzen der Fähigkeit zur funktionellen Längenveränderung der Muskulatur.

5.5.2 Aktiv statisches Dehnen (neuromuskuläre Technik I)

Bei dieser Technik werden neuromuskuläre Reflexmechanismen zur Dehnung bzw. zur Entspannung genutzt. Die funktionelle Entspannung im Zielmuskel ist Folge einer direkten Kraftentwicklung seiner Gegenspieler (Antagonisten).

5.5.3 Postisometrische Relaxation (neuromuskuläre Technik II)

Bei dieser Technik erfolgt eine passive Dehnung verkürzter Muskelstrukturen unter Ausnutzung des Phänomens der postisometrischen Relaxation. Der zu dehnende Zielmuskel wird durch neuromuskuläre Reflexmechanismen im unmittelbaren Anschluß an eine isometrische Kontraktion relaxiert.

Empfehlenswert sind folgende Zeitintervalle: Der Zielmuskel wird im Bereich der aktuellen Reizzone 2–6 Sekunden lang isometrisch aktiviert. In der postisometrischen Relaxationsphase wird er dann zuerst entspannt und ohne Änderung der Position 3–10 Sekunden lang ruhig gehalten. Dieser Vorgang kann mehrmals wiederholt werden – so oft bis in der postisometrischen Relaxationsphase keine Entspannung mehr möglich ist.

Es gibt noch andere neuromuskuläre Dehntechniken, z.B. das Phänomen der reziproken Hemmung der Gegenspieler, wobei der zu dehnende Muskel durch neuromuskuläre Reflexmechanismen mittels einer isometrischen Kontraktion der Antagonisten für kurze Zeit relaxiert wird. Aus verschiedenen Gründen ist diese Methode nur für wenige Muskeln erfolgreich anwendbar, und darum wird nicht näher darauf eingegangen.

5.6 Vorgehen

1. Vorstellung der anatomischen Lage und der Funktion des Zielmuskels
2. Wahl einer geeigneten Dehntechnik
3. Wahl der Dehnvariante bzw. der Körperposition, die den persönlichen Voraussetzungen und den äußeren Umständen am besten entspricht
4. Isolierung des Zielmuskels (mit viel Körper- und Bewegungsgefühl)
5. Aktivierung der notwendigen stabilisierenden Muskulatur
6. Bewegung des Zielmuskels in den optimalen Dehnungsbereich, d.h. in den Anfangsbereich der Reizzone (leichter Zugschmerz) (vgl. Abb. 5.1)
7. Ausschaltung von negativen Belastungen und Kontrolle der stabilisierenden Muskulatur
8. Beachtung einer ruhigen und gleichmäßigen Atmung

5 Funktionelle Entspannung (FE)

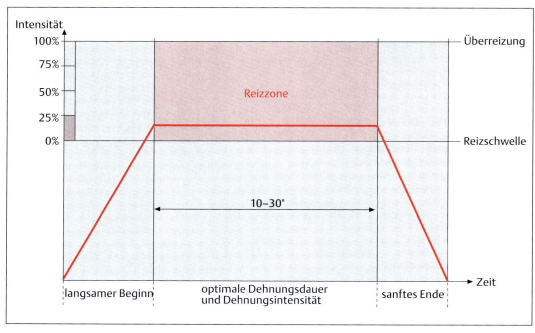

5.1 Die optimale Reizintensität bei der Methode der Funktionellen Entspannung liegt zwischen 0 und 25% der Reizzone

9. Aufsuchen der psychischen und physischen Entspannung im Zielmuskel (innerliches „Loslassen" der Muskelspannung)
10. Warten auf die Entspannungssignale in der Zielmuskulatur

Anschließend wird die Dehnung beendet oder schrittweise weitergeführt (Wiederholung der Punkte 6–10) bis der Zielmuskel die weitere Entspannung verweigert. Es ist empfehlenswert, Gelenke, die sich während der Dehnung in extremen Winkelstellungen befanden, unmittelbar nach Beendigung der Dehnung aktiv 5–10 mal locker in einem möglichst großen Umfang zu bewegen (Aktivierung des Gelenkstoffwechsels).

5.7 Ausführungsdichte in der Trainingseinheit

Grundsatz: Je nach Zielsetzung und muskulärer Situation 1–3 mal pro Zielmuskel, vornehmlich am Ende der Trainingseinheit (Cool down).

Bei pathologischen Verkürzungszuständen kann auch während der Leistungsphase in kurzen Belastungspausen gedehnt werden. Dies ergibt rasch 4–10 Dehnungsmöglichkeiten. Damit kann man das sonst normale Ansteigen des Muskeltonus unter Belastung weitgehend reduzieren.

5.8 Ausführungshäufigkeit pro Woche

Grundsatz: Immer nach Trainingseinheiten und intensiven Belastungen von Muskeln mit hohem Grundtonus.

❖ Zur Erhaltung einer funktionell ausgewogenen Muskulatur empfiehlt sich 2–4 mal pro Woche eine prophylaktische Dehnung.
❖ Spezielle Verkürzungen sollten täglich 1–3 mal gedehnt werden.
❖ Die Korrektur von muskulären Dysbalancen mit Harmonisierung der Muskelsysteme erfolgt unter fachlicher Anweisung.

5.9 Erfolgsaussichten

- Unmittelbarer Entspannungseffekt
- Mittel- bis langfristig kann die Methode der funktionellen Entspannung leichte strukturelle Verlängerungen bewirken.
- Regelmäßige Anwendung über einem längeren Zeitraum bewirkt eine kontinuierliche Tonusreduktion und führt in den physiologischen Spannungsbereich.
- Abhängig von der Ursache der Verspannung kann in bestimmten Fällen sogar kurzfristig innerhalb von 2–4 Wochen ein signifikanter Verlängerungserfolg erzielt werden.
- Mögliche Beseitigung verspannungsbedingter Schmerzsymptome innerhalb von 2–6 Wochen

5.10 Erfolgsdezimierung

- Falsche Wahl der Übung und somit keine Erreichung des Zielmuskels
- Schlechte Ausführungstechnik
- Mangelhafte Konzentration und dadurch herabgesetzte Entspannungsfähigkeit
- Zu hohe Dehnintensität (Schmerzsystem)
- Mechanische Einschränkungen in den passiven Strukturen

5.11 Dehnungsprioritäten

Generell kann man empfehlen, vorwiegend alle *tonischen* Muskeln zu dehnen. Dies ist aber im Einzelfall selten sinnvoll. Zwar ist der Muskeltonus bei allen Menschen tendenziell vergleichbar, und dasselbe gilt für die Neigung bestimmter Muskeln zu Verspannungen, jedoch kann die Verspannungsintensität sehr unterschiedlich sein. Der momentane Leistungsstand eines Muskels, die tägliche Belastungssituation, die Statik, die Ernährung usw. prägen letztlich doch persönliche Verspannungsbilder, die auch entsprechend individuell gedehnt werden wollen. Jeder Mensch benötigt ein persönliches Dehnungsprogramm. Trotzdem lassen sich je nach Situation spezifische Schwerpunkte festlegen:

- im Alltag und im Beruf
- im Sport
- in der Rehabilitation
- in der Prophylaxe

5.11.1 Alltag und Beruf

Hier ist es vor allem notwendig, die tägliche Belastungssituation zu analysieren, um die entsprechenden Verspannungsrisiken muskulär zu orten. Beispiele:

- Friseure, Zahnärzte und Büroarbeiter (Sitzen am Computer) sind einer vermehrten Arm- und Schulterbelastung ausgesetzt. Folgende Muskeln zeigen dabei Verspannungen:
    - M. levator scapulae
    - M. trapezius, pars descendens
    - M. semispinalis
    - M. splenius capitis
- Bei allen beruflich Sitzenden finden sich darüber hinaus Verspannungen in weiteren Muskeln:
    - M. erector spinae im Bereich der Lendenwirbelsäule
    - M. multifidus
    - M. quadratus lumborum
    - M. iliopsoas
    - M. piriformis
    - Mm. ischiocrurales
    - M. rectus femoris

5.11.2 Sport

Im Sport bringt selbstverständlich jede Disziplin ihr eigenes charakteristisches Verspannungs- und Verkürzungsprofil hervor.
Ohne darauf näher einzugehen, erscheint trotzdem eine Einschätzung der Dringlichkeit empfehlenswert:

- Dehnungsschwerpunkte sind von der disziplinenspezifischen Muskelbelastung abhängig.
- Individuelle Schwächen (muskuläre Dysbalancen und muskuläre Dysharmonien) sollten immer umgehend korrigiert werden, um die Verletzungsgefahr und das Risiko einer degenerativen Entwicklung nicht noch zusätzlich zu erhöhen.
- Zur Leistungsoptimierung sind ausgewogene Muskelfunktionen sehr wichtig und somit ein langfristiges Trainingsziel.

5.11.3 Rehabilitation

Hier steht die verletzungsbedingte Funktionseinschränkung im Vordergrund. Im Anschluß an eine Phase der Immobilisation wird in den Grenzbereichen der Verletzung eine Verbesserung der Funktionen notwendig.

Muskelverspannungen und -verkürzungen, Bewegungseinschränkungen in den passiven Strukturen, Koordination und Leistungsfähigkeit sollten nach Abschluß der Rehabilitation (falls möglich) zumindest auf dem Niveau vor der Traumatisierung sein.

5.11.4 Prophylaxe

Unabhängig von Einflüssen durch Alltagsbelastungen, Sport oder Verletzungen, gibt es Muskeln, die aus prophylaktischen Gründen oft gedehnt werden sollten. Beispiele wichtiger Zielmuskeln der Dehnung sind hier:

- ❖ Rückenspezifische Prophylaxe:
  - M. erector spinae im Bereich der Lendenwirbelsäule
  - M. multifidus
  - M. quadratus lumborum
  - M. iliopsoas
  - M. rectus femoris
  - Mm. ischiocrurales
- ❖ Prophylaxe im Schulter-Nacken-Bereich
  - M. pectoralis major
  - M. trapezius, Pars descendens
  - M. levator scapulae
  - M. semispinalis
  - M. splenius capitis
  - M. longissimus capitis
- ❖ Prophylaxe im Hüftbereich
  - M. piriformis
  - M. rectus femoris
  - M.. ischiocrurales
  - M. tensor fasciae latae

5.12 Zielmuskeln der funktionellen Entspannung

Praxis

Zielmuskeln: M. extensor carpi radialis brevis; M. extensor digitorum

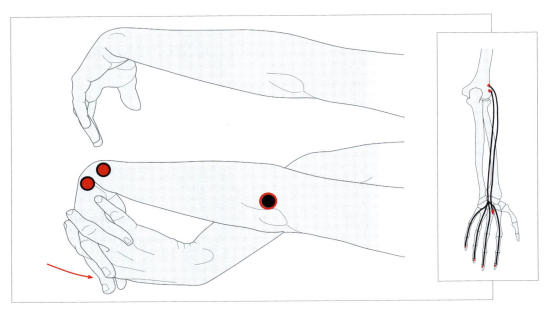

5.2

Anatomie

Ursprünge: Beide Muskeln entspringen am Epicondylus lateralis humeri, am Lig. collaterale radiale und am Lig. anulare radii.

Ansätze: Der M. extensor carpi radialis brevis setzt an der Basis des Os metacarpale III an. Der M. extensor digitorum bildet mit seinen Sehnen die Dorsalaponeurosen des 2.–5. Fingers und zieht zu den Gelenkkapseln der Grundgelenke.

Funktionen: Der M. extensor carpi radialis brevis ist ein schwacher Beuger im Ellbogengelenk. Er bringt die Hand aus der Ulnarabduktion in die Mittelstellung und bewegt sie im Handgelenk nach dorsal.

Der M. extensor digitorum streckt und spreizt die Finger. In den Handwurzelgelenken ist er der stärkste Muskel für die Dorsalflexion. Außerdem bewirkt er eine Ulnarabduktion.

■ Dehnungsspezifische Aspekte

Die Muskeln der Extensorengruppe sind durchschnittlich halb so stark wie die der Flexorengruppe. Dies ist ein Grund dafür, daß in diesem Bereich bei hoher Aktivität häufig Überlastungssymptome auftreten, vor allem in den beiden beschriebenen Muskeln (Tennisellbogen).

Die Dehnung allein ist in ihrer prophylaktischen und therapeutischen Wirksamkeit umstritten. Eine endgültige Besserung der Symptomatik kann nur über eine zusätzliche Kräftigung dieser Muskeln erreicht werden (Reizschwellenerhöhung).

▬ Vorgehen

Ausgangsstellung (a): Zur Dehnung der Zielmuskeln des rechten Arms wird dieser annähernd horizontal vor den Körper angehoben und dabei im Ellbogengelenk gestreckt. Die rechte Handfläche ist fußwärts gerichtet, die Finger hängen locker nach unten. Der linke Arm wird ebenfalls bis unter den rechten ausgestreckten Arm angehoben. Die Handgelenke überkreuzen sich leicht, wobei die rechte Hand oben liegt. Die linke Hand wird über eine Innenrotation des Armes im Schultergelenk so weit gedreht, bis ihre Innenfläche nach oben zur rechten Handfläche zeigt. Die Finger der linken untenliegenden Hand „verflechten" sich mit den Fingern der rechten Hand.

Dehnphase (b): Hand und Finger des linken Arms ziehen nun die rechte Hand in Richtung des rechten Unterarmes, bewirken also eine Beugung im Handgelenk. Sobald auf der obenliegenden Seite des rechten Unterarms ein leichter Zugschmerz spürbar wird, stoppt man die Dehnung und die linke Hand fixiert die rechte in dieser Position. Mittels Atmung und Konzentration wird die Entspannung der beiden Zielmuskeln abgewartet.

▬ Schwerpunkt

Die kräftige, jedoch kontrollierte Beugung im Handgelenk muß am Anfang sorgfältig geübt werden.

▬ Zieleffizienz

Die anfangs etwas kompliziert erscheinenden Dreh- und Greifbewegungen ermöglichen ein präzises Erreichen der Zielmuskeln und eine gute Dehnwirkung

▬ Übungsvariante

Indem der gedehnte Arm während der Dehnung durch die Arbeitshand zusätzlich eine Innenrotation erfährt, kann die Zugwirkung, falls erforderlich, noch etwas verstärkt werden.

▬ Vorteil

Hohe Zieleffizienz

▬ Nachteil

Bei hypomobilen Handgelenken ist eine adäquate Dehnung nur in eingeschränktem Maße oder gar nicht möglich.

▬ Empfehlenswerte Dehntechniken

❖ Passiv statische Dehnung → sehr gut
❖ Postisometrische Relaxation → gut

▬ Muskelstatus

Palpation

Zielmuskel: M. trapezius (Pars descendens)

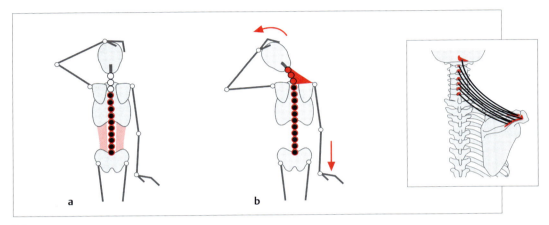

5.3

Anatomie

Im oberen Drittel des M. trapezius verlaufen die Muskelfasern von den Ursprüngen oben zum Ansatz nach unten. Dieser Teil ist sehr tonisch.

Ursprünge: Linea nuchae superior der Protuberantia occipitalis und Lig. nuchae.

Ansatz: Laterales Drittel der Klavikula und am Akromion.

Funktion: Die Pars descendens hebt die Schultern, unterstützt die Schulterblattdrehung, und dreht – einseitig aktiviert – den Kopf.

▬ Dehnungsspezifische Aspekte

Die Pars descendens gehört zum Problembereich der Nacken- und Schultergürtelzone, in dem ausgedehnte Verspannungen auftreten können. Die Hauptursache der Schmerzsymptomatik ist die heute weit verbreitete Atrophie dieser Muskulatur. Dadurch wird sie überlastungsanfällig und verspannt schnell, v.a. wenn entsprechende, z.B. beruflich bedingte, isometrische Aktivitäten hinzukommen.

Therapeutisch und prophylaktisch sind häufige Dehnungen (FE) sehr empfehlenswert. Eine endgültige Problemlösung verlangt eine adäquate Kräftigung dieser Muskulatur, um sie belastbarer und ermüdungsresistenter zu machen.

▬ Vorgehen (z.B. beim Dehnen der rechten Seite)

Ausgangsstellung (a): Die Übung erfolgt im Stehen oder Sitzen. Der Kopf ist in einer normalen aufrechten Position. Zur Dehnung der rechtsseitigen Muskulatur greift die linke Hand über den Kopf mit den Fingerspitzen an die rechte obere Kopfseite.

Dehnphase (b): Die linke Hand zieht den Kopf sanft nach links. Die seitliche Kopfneigung sollte gestoppt werden, bevor der Dehnungsreiz spürbar ist. Der rechte Arm und die rechte Schulterpartie werden nun aktiv abgesenkt, bis ein leichter Zugschmerz in der Pars descendens die optimale Reizzone anzeigt. Mit zusätzlichen Kopfbewegungen in der Sagittalebene und Kopfrotationen können gezielt die gewünschten Faserbereiche des M. trapezius gedehnt werden.

— Schwerpunkte

- Die optimale Reizzone sollte primär über das Absenken der Schulter gesucht werden. Dadurch erreicht man den am meisten verspannten Bereich in der Muskelansatzzone am besten.
- Das Suchen der am stärksten verspannten Muskelfasern durch Kopfbewegungen braucht Erfahrung und Körpergefühl.

— Fehlerquelle

Schmerzhafte Dehnungen

— Zieleffizienz

Mit der sorgfältigen Erarbeitung der Technik unter Beachtung der optimalen Reizzone sind schnell spürbare Verbesserungen mit intramuskulären Schwerpunkten möglich.

— Übungsvarianten

- Durch Kopfbewegungen kann die Zugwirkung im Schulter-Nacken-Bereich in verschiedene Richtungen verlagert werden.
- Die allgemein beste Position für die Pars descendens besteht in einer leichten Neigung des Kopfes in der Sagittalebene.
- Durch Variation der Kopfbewegung können die Verspannungen individuell aufgesucht und die betroffenen Bereiche gedehnt werden. Die Schmerzintensität bestimmt diesen individuell stärksten Verspannungspunkt.

— Vorteil

Diese Dehnübung ist überall und immer (auch im Büro) anwendbar.

— Nachteil

- Bei chronisch starken und entzündlich bedingten Verspannungen reagiert eine derart gedehnte Muskulatur oft negativ. Sehr sanfte Dehnung oder noch besser Mobilisation mit viel Gefühl sind in der ersten Phase eher erfolgversprechend.
- Das Gefühl der Muskelentspannung nach 10–15 Sekunden kann sehr unterschiedlich empfunden werden. Der Verspannungsgrad scheint hierauf einen ziemlich großen Einfluß auszuüben.

— Empfehlenswerte Dehntechniken

- Aktiv statische Dehnung → sehr gut
- Postisometrische Relaxation → gut bis sehr gut

— Muskelstatus

- Palpation
- Messung der Bewegungsamplitude

Zielmuskeln: M. semispinalis capitis; M. semispinalis cervicalis/thoracis

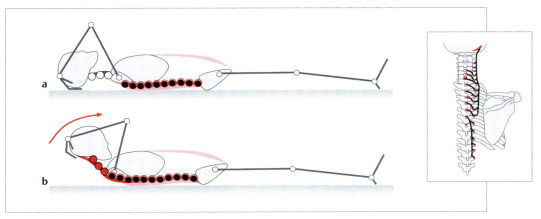

5.4

Anatomie

Ursprünge: Der M. semispinalis capitis entspringt an den Querfortsätzen des 4. - 7. Brustwirbels und an den Gelenkfortsätzen der 5 unteren Halswirbel. Die Mm. semispinalis cervicis und thoracis entspringen an den Querfortsätzen aller Brustwirbel.

Ansätze: Der M. semispinalis capitis setzt am Hinterkopf zwischen Linea nuchae superior und linea nuchae inferior an. Die Mm. semispinalis cervicis und thoracis setzen an den Dornfortsätzen der oberen 6 Brust- und unteren 4 Halswirbel an.

Funktion: Der M. semispinalis capitis wirkt als kräftiger Strecker in den Kopfgelenken. Die Mm. semispinalis cervicis und thoracis dienen der Streckung der oberen Wirbelsäule. Einseitig aktiviert drehen sie den Kopf leicht zur entgegengesetzten Seite.

▬ Dehnungsspezifische Aspekte

Der M. semispinalis capitis ist einer der kräftigsten Nackenmuskeln, zeigt sich heute aber oft stark atrophiert und verspannt, manchmal bilateral, manchmal unilateral. Er gehört zu den Muskeln, die in der aktuellen Nackenproblematik vorrangige Schmerzlokalisationen darstellen. Die oft deutlich sichtbare Atrophie stört die komplexe Funktionalität und Belastbarkeit der gesamten Nackenzone. Im ersten Behandlungsschritt müssen die vielfach auftretenden Verspannungen sicher gelöst werden. Um aber eine langfristige Besserung zu erreichen, sind eine Dehnung und Kräftigung dieser Muskulatur unumgänglich. Die Mm. semispinalis cervicis und thoracis werden dabei nur leicht mitgedehnt.
Vorgehen

Ausgangsstellung (a): Die Übung erfolgt in Rückenlage. Die Hände greifen relativ weit oben an den Hinterkopf. Die Unterarme werden möglichst parallel gehalten.

Aus Darstellungsgründen werden die symmetrischen Zielmuskeln einseitig gezeichnet

Dehnphase (b): Die Arme ziehen nun Halswirbelsäule und Kopf brustwärts; das Kinn soll das Brustbein berühren. Dabei bleiben die Brustwirbelsäule und die Schulterblätter am Boden. In dieser Position verweilt man nun und versucht, den M. semispinalis capitis mittels Atmung und Konzentration zu entspannen.

— Schwerpunkte

- Die Arme steuern die Dehnungsintensität und die Kopfbewegungen.
- Der Kopf bzw. die Halswirbelsäule soll so bewegt werden, daß dabei der Nacken „lang" wird.

— Zieleffizienz

Bei Verspannungen ergibt sich ein sehr guter Dehneffekt, der oft bis tief zwischen die Schulterblätter hinab gespürt wird.

— Übungsvarianten

- Anstelle einer axialen Zugrichtung nach vorne, kann mit einer leichten Kopfdrehung die Zugrichtung nach vorne links oder vorne rechts variiert werden. Damit läßt sich die Dehnwirkung bedarfsgemäß auf die verspanntere Seite des M. semispinalis capitis verlagern.
- Nachdem zuerst die Kopfflexion wie beschrieben erfolgte, können zusätzlich mit Hilfe des M. rectus abdominis die Schultern leicht angehoben werden. Dies verstärkt die Dehnung im M. semispinalis capitis, vor allem aber im M. semispinalis cervicis und in den Mm. interspinales.

— Vorteil

Einfach erlernbar, sehr effizient, variierbar

— Nachteil

Bei Bandscheibenproblemen in der Halswirbelsäule sollte die Übung vorsichtig oder überhaupt nicht ausgeführt werden.

— Empfehlenswerte Dehntechniken

- Passiv statische Dehnung → sehr gut
- Postisometrische Relaxation → sehr gut

— Muskelstatus

Palpation

Zielmuskeln: M. splenius capitis, M. longissimus capitis

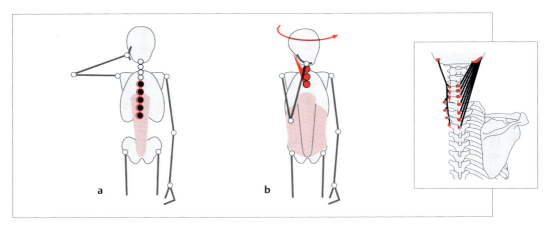

5.5

Anatomie

Ursprünge: Der M. splenius capitis entspringt an den Dornfortsätzen der drei oberen Brustwirbel und der vier unteren Halswirbel. Der M. longissimus capitis entspringt an den Querfortsätzen der 3–5 oberen Brust- und der 3 unteren Halswirbel.

Ansätze: Beide Muskeln setzen am Processus mastoideus an.

Funktionen: Der M. splenius capitis gibt den tieferen Muskeln eine Haltefunktion. Beide Muskeln ziehen – beidseitig innerviert – Kopf und Hals nach hinten. Bei einseitiger Kontraktion drehen sie den Kopf zur gleichen Seite. Sie sind an der Seitneigung des Kopfes beteiligt. Beim Zurückschauen über die Schulter sind sie die primär aktiven Muskeln.

▬ Dehnungsspezifische Aspekte

Beide Muskeln haben einen hohen Grundtonus und sind daher häufig Mitverursacher von Nackenproblemen. Vor allem bei lang anhaltenden isometrisch fixierten Kopfhaltungen in seitlicher Drehung (Arbeit am Computer) kommt es zu massiven Spannungszunahmen. Besonders durch einseitig ausgerichtetes Positionsverhalten treten entsprechende unilaterale Verspannungen auf, die entsprechende Dehnungsschwerpunkte nach sich ziehen sollten.

Der Kopf selbst darf während der Dehnung nicht in den Nacken gedrückt werden (Gefahr der Kompression von HWS-Strukturen). Die Halswirbelsäule wird bewußt „langgezogen". Die optimale Kopfposition wird über eine leicht unterhalb der Horizontalen verlaufenden Blickrichtung kontrolliert.

Bei manchen Menschen können unter dieser Dehnung unangenehme Gefühle auftreten: Wirken starke Zug- oder Kompressionskräfte auf die A. vertebralis, so kann die Blutzufuhr zum Kopf vermindert werden. Die Folge sind Schwindelgefühle. Segmentale Instabilitäten und ausgeprägte muskuläre Dysbalancen bzw.

Die Zielmuskeln werden aus Darstellungsgründen links und rechts gezeichnet

Dysharmonien können bei technischen Ausführungsmängeln (Kopf im Nacken!) Kompressionsschmerzen auf der Gegenseite des Zielmuskels auslösen. Bei bestimmten Muskelkonstellationen kann während der Dehnung auf der Gegenseite ein Zugschmerz in den Mm. scaleni gespürt werden.

— Vorgehen

Ausgangsstellung (a): Man sitzt oder steht aufrecht mit möglichst entspannten Schultern. Bei der Dehnung des rechten M. splenius capitis bzw. des rechten M. longissimus capitis werden die Finger der rechten Hand im Bereich des rechten Kieferknochens angesetzt.

Dehnphase (b): Mit sanftem kontrolliertem Druck dieser Hand schiebt man den Kopf in einer Rotationsbewegung nach links. Halswirbelsäule und Kopf bleiben dabei immer vertikal, wobei der Blick leicht nach unten gerichtet ist. Beim Auftauchen der ersten, manchmal eher dumpfen Zugschmerzen wird die Drehung gestoppt, und die Hand fixiert den Kopf an diesem Punkt. Nun versucht man, die Nackenmuskeln „innerlich loszulassen" und mittels Atmung und Konzentration die Entspannung zu finden.

— Schwerpunkte

- Eine Schwierigkeit dieser Dehnübung ist das Finden der individuell angenehmsten Kopfposition. Die optimale Haltung, also die Blickrichtung kann individuell etwas variieren.
- Die Schultern bleiben entspannt.

— Fehlerquelle

Dehnungsphysiologisch schlechte Kopfstellungen, z.B. die Dorsalflexion des Kopfes in den Nacken, müssen unbedingt vermieden werden.

— Zieleffizienz

Bei guter technischer Ausführung und muskuläre Entspannungsfähigkeit im Nacken handelt es sich um eine leichte und effiziente Dehnübung.

— Übungsvarianten

Bis auf die leichten Veränderungsmöglichkeiten des „Blickrichtungswinkels" sind keine zielgerechten Varianten empfehlenswert.

— Vorteile

- Diese Dehnübung ist leicht ausführbar und überall anwendbar (im Büro, in der Sporthalle, etc.).
- Hohe Zieleffizienz

— Nachteil

Bei degenerativen Veränderungen in den passiven Strukturen muß die Durchführbarkeit dieser Dehnung individuell beurteilt werden. Bestehen Schmerzen, die nicht auf Verspannungen dieser Muskeln zurückzuführen sind, so sollte man die Übung vorläufig weglassen.

— Empfehlenswerte Dehntechniken

- Passiv statische Dehnungen → sehr gut
- Postisometrische Relaxation → sehr gut

— Muskelstatus

- Die Beurteilung sollte primär Fachleuten vorbehalten werden.
- Eine durchschnittliche Mobilität erlaubt bei guter technischer Ausführung, das Kinn bis zur Schulter bzw. bis zu einem Abstand von maximal zwei Fingern zur Schulter zu führen.

Zielmuskel: M. levator scapulae

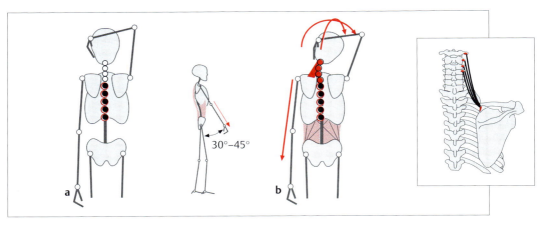

5.6

Anatomie

Ursprünge: Tubercula posteriora der Querfortsätze des 1.–4. Halswirbels.

Ansätze: Der Muskel zieht, bedeckt vom M. trapezius, schräg abwärts zum Angulus superior und zum angrenzenden Teil des Margo medialis scapulae.

Funktion: Der Muskel hebt die Skapula. Er stabilisiert das Schulterblatt zusammen mit der viel kräftigeren M. trapezius pars descendens gegen die Schwerkraft.

▬ Dehnungsspezifische Aspekte

Der M. levator scapulae hat einen sehr hohen Tonus. Verspannungen in diesem Muskel sind eine der häufigsten Ursachen von Schmerzen im Schulter-Nacken-Bereich.

Schulter-Arm-Bewegungen bei gleichzeitig fixierter Kopfhaltung (Arbeit am Computer, Haareschneiden) führen zu langdauernden, beinahe isometrischen Belastungen des M. levator scapulae. Dies dezimiert die Nutrition und bewirkt somit langfristig eine Muskelatrophie. Die trophischen und koordinativen Veränderungen stören u.a. das synergistische Verhältnis zum ebenfalls mit einem hohen Grundtonus versehenen M. trapezius.

Infolge der beschriebenen Defizite kommt es häufig zu einer relativen Tonuszunahme im an sich leistungsschwächeren M. levator scapulae. Der Entwicklung von Muskelhärten (Myogelosen) und oft chronisch verlaufenden muskulären Reizzuständen steht nun nichts mehr im Wege. Bei Verspannungen im Schulter-Nacken-Bereich, die in vielfältiger und komplexer Symptomatik auftreten, ist der M. levator scapulae der Muskel mit dem größten Dehnungsbedarf.

Die adäquate Reizzone hat allerdings nur einen geringen Spielraum. Dies bedeutet, daß die Dehnung mit sehr viel Feingefühl ausgeführt werden muß. Ein Überschreiten der optimalen Reizzone würde sich rasch negativ auswirken; noch größere Verspannungen als zuvor wären die Folge.

Dem anatomischen Verlauf der Muskelfasern entsprechend ist die Dehnübung technisch anspruchsvoll. Bei starken Verspannungen kommt es schnell zu einem lokalen Dehngefühl. Bestehen eine ausgeprägte Hypomobilität oder andere Probleme im passiven Bereich der Halswirbelsäule ist das Dehngefühl hauptsächlich über die effizientere Armaktivität zu erarbeiten.

— Vorgehen

Ausgangsstellung (a): Die Übung wird im Stehen ausgeführt, kann jedoch auch im Sitzen auf einem Stuhl erfolgen. Zur Dehnung des rechten M. levator scapulae greifen die Fingerspitzen der linken Hand über den Kopf an den rechten hinteren Schädelbereich (Os parietale leicht oberhalb der Sutura lambdoidea) oder an den Warzenfortsatz (Processus mastoideus).

Dehnphase (b): Die linke Hand zieht den Kopf mit Fingerspitzengefühl sanft nach vorne links. Der Kopf wird dabei gleichzeitig leicht nach links gedreht bis die Nasenspitze ungefähr zum linken Fuß zeigt. Diese Kopfposition vorläufig beibehalten.

Nun führt man den rechten Arm flexorisch im Schultergelenk leicht nach vorne bis zu einem Winkel von ca. 30–45° zur Frontalebene. In dieser Armrichtung zieht man die rechte Schulter intensiv aktiv (M. pectoralis major und M. serratus anterior) nach vorn, ohne den Brustkorb zu drehen. Das Schulterblatt bewegt sich auf dem Brustkorb. Hierdurch entfernt sich das Schulterblatt deutlich von der Wirbelsäule nach außen. Personen mit verkürztem M. levator scapulae spüren jetzt bereits einen adäquaten Zugschmerz vom oberen Schulterblattwinkel schräg nach oben zur seitlichen Halswirbelsäule.

Manchmal ist es notwendig, die anfangs korrekt eingestellte Kopfposition zu verändern und mit einer zusätzlichen leichten Drehung nach links bzw. nach rechts oder Bewegung nach unten die optimale Muskellokalisation zu suchen.

Mittels Atmung und Konzentration wird die Entspannung des M. levator scapulae abgewartet.

— Schwerpunkte

❖ Die intensivste Dehnwirkung sollte über einen effizienten Arm-Schulter-Zug nach vorne bewirkt werden.

❖ Mit der Veränderung der Kopfposition erfolgt die Feineinstellung, also die optimale Lokalisation des Zielmuskels.

— Fehlerquellen

❖ Wenn der Zugarmwinkel zu groß ist (z.B. mehr als 60°), verringert sich der Dehneffekt.
❖ Die Hand, die den Kopf führt, darf das nicht zu stark tun. Es dürfen keine Kompressionsschmerzen entstehen, die eine adäquate Entspannung des Zielmuskels unmöglich machen würden.

— Zieleffizienz

Nachdem die technischen Anfangsschwierigkeiten überwunden sind, können mit dieser Übung sehr rasch zielgerechte Erfolge erarbeitet werden.

— Übungsvarianten

❖ Aufgrund der anatomischen Lage und der trophischen Schwierigkeiten sind Variationen nicht empfehlenswert.
❖ Als sehr gute Alternative zur Dehnung erweist sich die Muskelmobilisation.

— Vorteile

❖ Hohe Zieleffizienz
❖ Überall (Büro, Sporthalle etc.) ausführbar

— Nachteil

Die Übung ist technisch anspruchsvoll und daher am Anfang etwas schwierig.

— Empfehlenswerte Dehntechniken

❖ Aktiv/passiv statische Dehnung → sehr gut (Diese Übung ist eine Mischung vom aktiv - und passiv-statischer Dehntechnik.)
❖ Postisometrische Relaxation → gut (bei Fortgeschrittenen)

— Muskelstatus

Palpation

Zielmuskeln: Dorsale Schultermuskeln

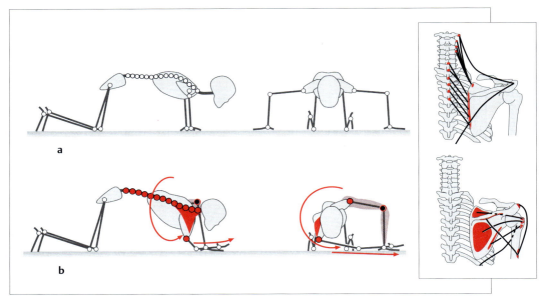

5.7

Anatomie

Die Anzahl der Muskeln in diesem Bereich ist hoch, so daß hier nur ein kurzer Überblick gegeben werden kann. Zur Vertiefung der anatomischen und funktionellen Kenntnisse bezüglich der einzelnen Muskeln sei auf die Fachliteratur verwiesen.

Sehr vereinfacht kann die Funktion dieser Muskelgruppe wie folgt zusammengefaßt werden: Immer wenn der Humerus (der Oberarmknochen) und/oder die Skapula (das Schulterblatt) von oben nach unten, von vorne nach hinten, von unten nach oben bewegt oder gedreht werden, sind die dorsalen Schultermuskeln für diese Bewegungen in verschiedener Weise zuständig.

Der dorsale Schulterbereich umfaßt:

❖ „Eingewanderte" Schultermuskeln, die an der Wirbelsäule bzw. an den Rippen ihren Ursprung haben (oben):
 – M. trapezius, pars transversus
 – M. rhomboideus major und minor
 – M. levator scapulae
 – M. serratus anterior

❖ Muskeln mit Insertionen am Humerus (unten):
 – M. supraspinatus
 – M. infraspinatus
 – M. teres minor
 – M. teres major
 – M. subscapularis
 – M. deltoideus
 – M. latissimus dorsi

Bei dieser Übung werden auch die tonisch reagierenden autochthonen Muskeln der Brustwirbelsäule in die Dehnung mit einbezogen. Es handelt sich um im medialen Trakt schräg verlaufende Rückenstreckmuskeln (3):
- Mm. rotatores breves und longi
- M. multifidus
- M. semispinalis thoracis, cervicis und capitis

▬ Dehnungsspezifische Aspekte

Der M. levator scapulae und der M. trapezius, die beide leicht zu Verspannungen neigen, werden separat behandelt (s. S. 60 + 54). Die Muskeln der Gruppen (1) und (2) tendieren primär zu phasischem Verhalten, die Muskeln der Gruppe (3) zu Verspannungen. Doch gibt es gelegentlich auch „Verspannungsgefühle" im Bereich der phasischen Muskeln der Gruppen (1) und (2). Eine Ursache liegt wahrscheinlich in der hohen Anzahl der Muskeln, die sowohl je spezifische als auch in hohem Maße synergistische Aufgaben bewältigen. Eine optimale Funktion ist dann gewährleistet, wenn das Spannungsverhältnis all dieser Muskeln stimmt und ein harmonischer Bewegungsablauf gegeben ist. Dies kommt allerdings immer seltener vor.

Die Konsequenz sind Überlastungen mit entsprechender Hyperaktivität einzelner Muskeln, während andere Muskeln hypotrophieren. Die neurophysiologischen und morphologischen Veränderungen führen schließlich zu Funktionsstörungen.

Ein weiterer ungünstiger Einfluß geht vom M. pectoralis major aus, einem Muskel, der manchmal einen hohen Grundtonus aufweist und zu den Antagonisten der Schulter- und Rückenmuskulatur gehört. Ist der M. pectoralis major verkürzt, so können einige der dorsalen Schultermuskeln nicht mehr in ihre normotone Ausgangsposition zurückgleiten. Die Folgen sind zusätzliche funktionelle und morphologische Einbußen im gesamten Schulterbereich.

Bei dieser Dehnübung geht es nicht unbedingt in erster Linie um eine Dehnung der einzelnen Muskeln, sondern vielmehr eher um eine globale Entspannung dieser Zone. Darüber hinaus ist sie eine wertvolle Maßnahmen bei degenerativen Prozessen der autochthonen Wirbelsäulenmuskulatur (3). Im Falle chronischer Beschwerden sollte eine umfassende Entspannung und Kräftigung angestrebt werden, damit überhaupt eine Harmonisierung und Beruhigung des Schultergürtels erreicht werden kann.

▬ Vorgehen

Ausgangsstellung (a): Vierfüßlerposition auf den Händen und den Knien, die Oberschenkel stehen leicht gegrätscht.

Dehnphase (b): Das Oberkörpergewicht wird auf einer Hand abgestützt, während der andere Arm nun kontinuierlich auf dem Handrücken am Boden entlang hinter dem Stützarm durchgeschoben wird. Dabei kommt es zu einer Rotation des Oberkörpers. Der Stützarm bewirkt, daß die Schulter der Stützarmseite nicht absinkt. Die Schulter der Dehnseite wird entspannt und abgesenkt, ohne Bodenkontakt zu bekommen.

Der Arm der Dehnseite wird solange nach außenverschoben, bis im Bereich der dorsalen Schultermuskulatur eine adäquate Dehnung erreicht ist. In diesem Moment stoppt man die Bewegung, und der Unterarm der Dehnseite wird auf den Boden abgelegt. Das ist eine Voraussetzung für die Entspannung von Hand, Arm und dorsaler Schulterregion. Mittels Atmung und Konzentration wird nun die muskuläre Relaxation abgewartet.

▬ Schwerpunkte

- Der Unterarm der Stützhand bleibt während der ganzen Übung in vertikaler Position.
- Das Gesicht schaut zum Boden; der Kopf ruht während der Dehnung auf der entspannten Schulter der Dehnseite.
- Der Dehnarm wird möglichst dicht hinter dem Stützarm vorbeigeführt.
- Häufig treten die Reizsymptome auf der einen Seite früher auf als auf der Gegenseite. Entsprechend sollte diese Seite auch vermehrt gedehnt werden.

▬ Fehlerquellen

- Ein Einknicken des Stützarms sollte vermieden werden. Hierdurch kann es z.B. zu einer Mobilitätseinschränkung im gleichseitigem Schultergelenk kommen.
- Zeigt der Handrücken des Dehnarmes nach oben, können einige Schultermuskeln nur schlecht entspannt werden.

▬ Zieleffizienz

Bei qualitativ guter Ausführung handelt es sich um eine sehr wirkungsvolle Entspannungsübung für die dorsale Schultermuskulatur.

▬ Übungsvariante

Durch eine Richtungsänderung des Dehnarmes kann die Dehnwirkung modifiziert werden. Doch ist die Variationsmöglichkeit aufgrund der Positionsvorgaben weitgehend eingeschränkt.

▬ Nachteil

Bei bestimmten Rückenproblemen, die mit einer Bewegungseinschränkung (Drehung um die Wirbelsäulenachse) verbunden sind, können Schmerzsymptome im passiven Bewegungsapparat entstehen. In diesem Fall sollte die Übung (vorläufig) weggelassen werden.

▬ Empfehlenswerte Dehntechniken

- Aktiv statische Dehnung → sehr gut
- Postisometrische Relaxation → gut

Zielmuskel: M. pectoralis major (Variante I)

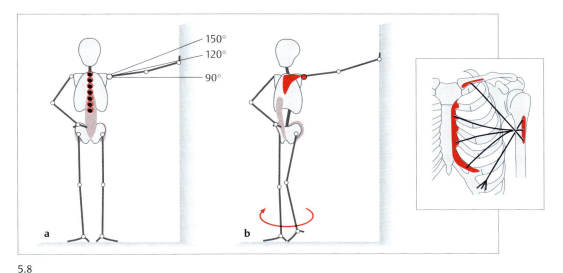

5.8

Anatomie

Der M. pectoralis major gliedert sich in drei Teile, in die Pars clavicularis, die Pars sternocostalis und die Pars abdominalis.

Ursprünge: Die Pars clavicularis entspringt an der medialen Hälfte der Vorderfläche der Klavikula, die Pars sternocostalis an der Ventralfläche des Manubrium und Corpus sterni und am Knorpel der 2.–6. Rippe, die Pars abdominalis am vorderen Blatt der Rektusscheide.

Ansatz: Der Muskel setzt an der Crista tuberculi majoris humeri an, wobei sich seine Fasern überkreuzen.

Funktion: Beim abduzierten Arm können die Pars clavicularis und die Pars sternocostalis den Arm unter Innenrotation im Schultergelenk nach vorne bewegen (z.B. beim Schwimmen und beim Diskuswurf). Der erhobene Arm wird durch alle Teile nach vorn gesenkt, vor allem auch mit Kraft und Schnelligkeit (z.B. beim Speerwurf und beim Tennisservice). Der gesamte M. pectoralis major kann den Arm aus verschiedenen Horizontalebenen mit unterschiedlicher Fasergewichtung adduzieren und nach innen rotieren. Die Pars sternocostalis und die Pars abdominalis können gemeinsam den Schultergürtel nach vorne senken.

■ Dehnungsspezifische Aspekte

An einer schlechten Schulterposition (nach vorne fallende Schultern) ist dieser kräftige, manchmal tonisch reagierende große Brustmuskel maßgeblich beteiligt. Seine phasischen Gegenspieler wirken diesem Effekt zu wenig entgegen. Eine vorwiegend sitzende Arbeitsweise beeinträchtigt das muskuläre Gleichgewicht und die Funktionsfähigkeit in diesem ohnehin problembeladenen Bereich. Die Muskulatur von Nacken, Schultern, Rücken und Brustbereich arbeitet eng zusammen. Dies erfordert eine entsprechend komplexe Behandlung.

Die multifunktionelle Arbeitsweise des M. pectoralis major mit seinen absteigenden, querverlaufenden und aufsteigenden Muskelfasern verlangt nach adäquaten Dehnungspositionen. Je nach Schwerpunkt sind unterschiedliche Armpositionen notwendig. Für eine umfassende allgemeine Dehnung empfiehlt es sich, den Arm zur Seite hochzuhalten. Durch eine zusätzliche Außenrotation, die die ulnare Handkante nach vorne dreht, erhält man die Position, in der von allen Teilen die meisten Muskelfasern in die Dehnung integriert sind.

▬ Vorgehen

Ausgangsstellung (a): Man sucht einen Fixpunkt für die Hand (z.B. Türrahmen, Wandkante etc.) und hebt den außenrotierten Arm auf eine angenehme Höhe (zwischen 100 und 150°). Der optimale Armwinkel zum Rumpf ist individuell mit Gefühl zu suchen. Dabei muß die Schultergelenkmobilität berücksichtigt werden. Die Bauch- und Gesäßmuskeln stabilisieren den Rumpf.

Dehnphase (b): Nun vollzieht man eine Körperdrehung vom Dehnarm weg, ausgelöst durch kleine Schrittbewegungen auf dem Boden. Eine Rumpfstabilisierung ist notwendig, um eine Lordosierung der Lendenwirbelsäule von Brustkorb aus während der Rotation zu vermeiden. Sobald leichte Zugschmerzen im Zielmuskel auftreten, wird die Körperdrehung eingestellt, die Rumpfstabilisation kontrolliert und mittels Atmung und Konzentration die Entspannung des M. pectoralis major abgewartet.

▬ Schwerpunkte

❖ Die Arm-Handflächen-Rotation muß beachtet werden.
❖ Der optimale Winkel zwischen Arm und Rumpf ist individuell zu wählen. Um den M. pectoralis major in allen Teilen zu dehnen, empfiehlt es sich, mit unterschiedlichen Armwinkeln zu arbeiten.
❖ Die Ganzkörperdrehbewegung wird über die Füße ausgeführt.

▬ Fehlerquelle

Die Stabilisierung durch die Rumpfmuskulatur sollte man nach der Körperdrehung nochmals kontrollieren. Beim mangelnder Rumpfstabilisation verschiebt sich die Rotation von der Brust-Schulter-Zone weg in die Brust- und Lendenwirbelsäule. Die Folgen sind Verlust der Dehnungsqualität und Überlastung der lumbalen Strukturen.

▬ Zieleffizienz

Bei adäquater Ausführungsqualität handelt es sich um eine gute Dehnübung. Insbesondere bei starken Verkürzungen zeigt sie eine sehr gute Wirksamkeit.

▬ Übungsvarianten

Wie oben bereits erwähnt, kann durch die Veränderung des Winkels zwischen Arm und Rumpf eine spezifische partielle Faserdehnung erreicht werden. Die Gründe dafür sollten aber immer individuelle Verkürzungssituationen sein.

▬ Vorteil

❖ Nach einer Lernphase verfügt man über eine einfache und problemlose Übung, die im Freien, in der Halle, auch im Büro oder zu Hause ohne großen Aufwand durchgeführt werden kann.
❖ Hohes Variantenspektrum

▬ Empfehlenswerte Dehntechniken

❖ Passiv statische Dehnung → sehr gut
❖ Postisometrische Relaxation → sehr gut

▬ Muskelstatus

Siehe Variante II

Zielmuskel: M. pectoralis major (Variante II)

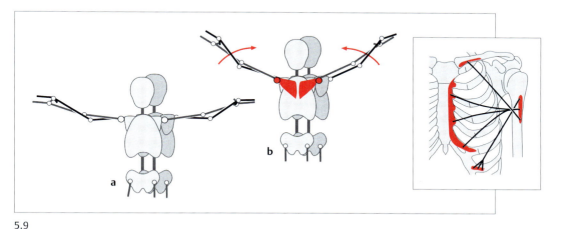

5.9

Anatomie

Siehe Variante I

Dehnungsspezifische Aspekte

Siehe Variante I.
  Die Variante II ist eine Partnerübung und hängt somit qualitativ stark vom Partner ab. Der Arbeitspartner sollte gleich groß oder etwas größer sein. (Ein kleinerer Übungspartner könnte aber auch auf einer leicht erhöhten Bodenfläche stehen.) Die Kommunikation zwischen den Partnern muß funktionieren, sonst kommt es zu Verlusten der Dehnungsqualität und es besteht sogar die Gefahr einer Überdehnung. Diese Variante ist daher unter Jugendlichen nur mit Vorbehalt anzuwenden.

Vorgehen

Ausgangsstellung (a): Die beiden Partner stehen Rücken an Rücken zueinander. Der Entspannungspartner abduziert seine Arme, verbunden mit einer Außenrotation, und hebt sie leicht über die Horizontale (ca. 120°). Die Handflächen sind dabei geöffnet. Der Arbeitspartner greift nun mit seinen Armen von unten her um die ausgestreckten Arme des Entspannungspartners herum und legt seine Hände auf dessen Unterarme oder in seine Handflächen.

Dehnphase (b): Jetzt zieht der Arbeitspartner mit seinen Armen die Arme des Entspannungspartners langsam, jedoch kontinuierlich in seine Richtung bis ihm der Entspannungspartner über ein auftretendes Dehngefühl berichtet. Der Arbeitspartner hat nun diese Position beizubehalten, bis ihm die Entspannung im M. pectoralis mitgeteilt wird.

Schwerpunkte

- Die optimale Armposition bestimmt der Entspannungspartner.
- Der Arbeitspartner muß alle Hinweise des Entspannungspartners beachten und warten, bis ihm die Entspannung des Zielmuskels gemeldet wird.

Fehlerquellen

- Die Erfolge dieser Dehnübung stehen und fallen mit der Kommunikation und der Qualität ihrer Umsetzung.

❖ Zu starker Zug des Arbeitspartners könnte den Muskeleigenreflex auslösen und verhindert damit die Entspannung.

— Zieleffizienz

Bei sachkundiger Mitarbeit beider Partner handelt es sich um eine gute und sehr komplexe Dehnungsübung.

— Übungsvarianten

Der Winkel zwischen Arm und Rumpf kann in hohem Maße – zwischen 90 und 160° – variiert werden. Drei mögliche Varianten sind empfehlenswert: Der Winkel sollte entweder zwischen 90 und 100°, zwischen 110 und 130° oder zwischen 140 und 160° liegen.

— Vorteile

❖ Gute Zieleffizienz; die dehnungsphysiologischen Aspekte der Methode können gut erfüllt werden.
❖ Hohes Variantenspektrum

— Nachteil

Abhängigkeit von einem erfahrenen Partner. Die hohen Ansprüche an den Partner führen zu gewissen Vorbehalten (z.B. gegenüber Jugendlichen als Übungspartner).

— Empfehlenswerte Dehntechniken

❖ Passiv statische Dehnung → sehr gut
❖ Postisometrische Relaxation → gut

— Muskelstatus

Der Winkel zwischen Arm und Rumpf in der Frontalebene beträgt bei der Messung 120–130°. Der Arm ist in Außenrotation.

20 – 0°   ungenügend (verkürzter Muskel)
 0 – 20° gut
20 – 40° sehr gut
40°→   Hypermobilität

Etwas aussagekräftiger wird der Muskelstatus in verschiedenen Arm-Rumpf-Winkeln.

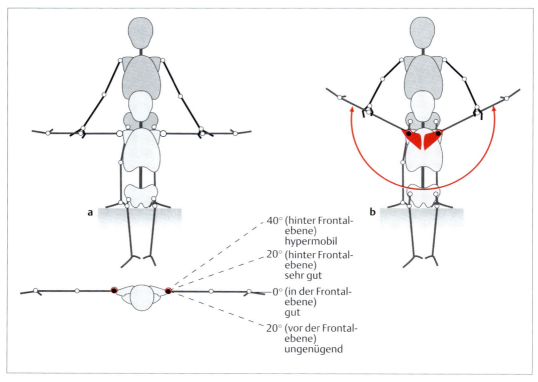

5.10

Zielmuskel: M. erector spinae im Lumbalbereich (Variante I: bilaterale Dehnung)

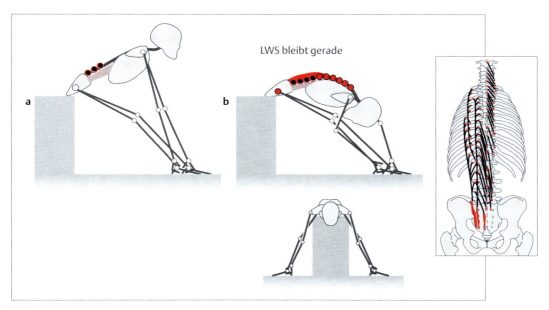

5.11

Aus Darstellungsgründen werden die symmetrischen Zielmuskeln nur einseitig gezeichnet

Anatomie

Der M. erector spinae ist ein sehr komplex aufgebauter Muskel. In diesem Rahmen werden nur die wichtigsten beteiligten Muskeln genannt und für nähere Information zur Anatomie auf die entsprechende Fachliteratur verwiesen. Am M. erector spinae unterscheidet man den lateralen oberflächlichen und den medialen tiefen Trakt:

- Lateraler Trakt (u.a.):
  - M. iliocostalis
  - M. longissimus

- Medialer Trakt (u.a.):
  - M. multifidus

Funktionen: Dorsalflexion bei beidseitiger Innervation, Seitenbeugungen und Drehbewegungen bei einseitiger Innervation. Der M. multifidus gehört aufgrund seiner Gelenknähe, seiner konstant schwachen Aktivität und seiner geringen Fähigkeit zur Längenänderung zu den wichtigsten Stabilisatoren der Wirbelsäule.

▬ Dehnungsspezifische Aspekte

M. iliocostalis und M. longissimus weisen je nach Etage einen unterschiedlichen Tonus auf. Im lumbalen und zervikalen Bereich sind sie sehr tonisch, während es sich im thorakalen Bereich um phasische Muskulatur handelt.

Der M. multifidus weist eine hohe muscle stiffness (Muskelsteifheit) auf. Dies befähigt ihn zu einer besonders raschen Arbeitsweise. Im Vergleich zu anderen Muskeln, die eine durchschnittliche Dehnungskapazität von ca. 100% aufweisen, kann der M. multifidus lediglich um 20% gedehnt werden (McGill 1991). Diese Muskelsteifheit wird vom Zentralnervensystem reguliert und bewirkt einen mehr oder weniger hohen Bewegungswiderstand. Die 20%ige Dehnungskapazität sollte weitgehend erhalten bleiben, sonst kann dieser Muskel in bezug auf die komplexe Rückenstatik und Belastungsphysiologie problematisch werden.

Im thorakalen Bereich ist der M. erector spinae ein phasischer Muskel. Daher kann sich leicht eine zunehmende Haltungsschwäche in Form eines „Rundrückens" entwickeln. Dieser Teil benötigt also vor allem eine Kräftigung.

Im Lumbalbereich gehört der M. erector spinae zu den häufiger verspannten und verkürzten Muskeln. Die Verspannungen treten vor allem unilateral, seltener auch bilateral auf. Wichtig ist eine gute Abklärung der Verspannungsursachen. Solange diese Muskulatur täglich wiederkehrenden Verspannungsreizen ausgesetzt wird, können Dehnung und Mobilisation zu keiner endgültigen Besserung führen. Neben Fehl-, Über- und Unterbelastung bilden degenerative Prozesse eine maßgebliche Verspannungsursache. Es ist ratsam, Muskelkoordination und Leistungsfähigkeit der Muskulatur im Rumpfbereich zu optimieren, da eine Situationsverbesserung sonst kaum gelingen wird.

Bei der nachfolgend beschriebenen Übung geht es um die Dehnung der lumbalen Zone unter Berücksichtigung der besonderen Situation des M. multifidus. Bevor Dehnung und Mobilisation dargestellt werden, lohnt es sich, einige Aspekte der Biomechanik und der Leistungsphysiologie etwas näher zu betrachten.

❖ Der tonische lumbale Teil des M. erector spinae reicht von Os sacrum, dem Labium externum der Crista iliaca (hinterer Beckenkamm) und der Fascia thoracolumbalis bis auf die Höhe der 9.–6. Rippe, d.h. bis in die Mitte der Brustwirbelsäule. Um diese Partie effizient zu dehnen, wäre eine gewisse Rumpfflexion unumgänglich. Nun ist aber gerade die Lumbalflexion strukturell sehr limitiert. Starke, nur bedingt flexible Bänder und konische Bandscheiben begrenzen die Mobilität der Lendenwirbelsäule nach vorne. Unphysiologische Dehnungen würden diese Bänder und den M. multifidus mitdehnen und ihre notwendigen natürlichen Stabilisierungsfunktionen verschlechtern.

❖ Die geringe Mobilität zwischen zwei Wirbelsäulensegmenten – bevor der passive Gelenkwiderstand einsetzt – wird als neutrale Zone bezeichnet (Panjabi 1992). Die Größe dieser neutralen Zone ist ein guter Indikator für Hypermobilität bzw. Hyperstabilität. Ungefähr 70% der Menschen aus den Industrieländern weisen bezüglich der Größe der neutralen Zone Abweichungen nach oben oder unten auf. Eine große neutrale Zone bedeutet Wirbelsäuleninstabilität, eine zu kleine Wirbelsäulensteifheit. Oft trifft man nebeneinander beide Veränderungen an der gleichen Wirbelsäule an. Unfunktionelle Dehnübungen können diese Tendenzen polarisierend verstärken, wobei vor allem die zu großen neutralen Zonen weiter vergrößert werden.

❖ Der M. erector spinae hat eine Bewegungs- und eine Stabilisierungsaufgabe zu erfüllen. Der Stabilisierungsbedarf ist im Bereich der Lendenwirbelsäule besonders hoch. Beweglichkeit und Stabilität stellen unter physikalischen Gesichtspunkten Gegensätze dar: Eine gute Beweglichkeit geht immer auf Kosten der Stabilität und umgekehrt. Wie weit die Beweglichkeit verbessert werden soll, muß individuell entschieden werden. Im Zweifelsfall wird man die Mobilisation befürworten und sich bei den Dehnungen eher zurückhalten.

❖ Viele Muskeln zeigen das Erreichen der Dehnschwelle durch leichte Zugschmerzen mehr oder weniger deutlich an. Dies gilt nicht unbedingt für den M. erector spinae. Dadurch besteht die Gefahr, beim forcierten, unfunktionellen Dehnen von der anvisierten aktiven Struktur rasch und spurlos in die passiven Strukturen, deren Dehnung unerwünscht ist, hineinzugehen und dabei sogar die Grenzen der Bandhemmung zu überschreiten (Vergrößerung der neutralen Zone).

Die meisten aktuellen Dehnübungen beachten diese Zusammenhänge und Grenzwerte zu wenig. Dabei werden gleichzeitig auch noch die Bandscheiben ziemlich stark belastet, so daß diese Übungen manchmal sehr unangenehme

Folgen haben. Inwiefern dabei die besonderen physiologischen Gegebenheiten des M. multifidus und der Bänder gestört oder sogar zerstört werden, ist zur Zeit noch zuwenig bekannt.

▬ Vorgehen

Ausgangsstellung (a): Man sitzt auf einem Stuhl an der Vorderkante. Die Beine sind leicht angewinkelt und gegrätscht. Nun greifen die Hände zwischen den Beinen an die Füße oder – bei etwas unbeweglicheren Personen – an die distalen Unterschenkel, oberhalb der Sprunggelenke.

Dehnphase (b): Die Hände fassen fest, und die Arme ziehen den Oberkörper zunächst mit gestreckter Wirbelsäule und mitsamt dem Becken nach vorne unten, bis ein leichter Widerstand im unteren Rücken die Grenze der Beweglichkeit aufzeigt.

Die Lendenwirbelsäule bleibt von nun an gestreckt in dieser Position, während die Brustwirbelsäule in einer zweiten Bewegungsphase weiter gebeugt wird. Die Arme, die Bauchmuskulatur und – vor allem – der M. iliopsoas fixieren diese Haltung, und man versucht, mittels Atmung und Konzentration die Entspannung zu finden.

▬ Schwerpunkte

- Die beiden Bewegungsphasen, die Flexion im unteren Rumpf und die weitere Kyphosierung der Brustwirbelsäule, müssen in ihrer technischen Ausführung sorgfältig erlernt werden und bewußt ablaufen.
- Das Abstützen der Hände auf den Füßen führt zu einer Entlastung der Rückenmuskulatur, die spürbar sein sollte.
- Die Kontrolle über den Bereich des Beckens und der Lendenwirbelsäule ist besonders wichtig.

▬ Fehlerquellen

- Ein zu starkes Ziehen mit den Armen bewirkt, daß die Kontrolle des Bewegungsablaufes in der Wirbelsäule verlorengeht.
- Eine unfunktionelle Flexion der Lendenwirbelsäule stellt eine Gefährdung des M. multifidus und der passiven Strukturen dar.

▬ Zieleffizienz

Bei guter technischer Ausführung und unter Berücksichtigung der individuellen Grenzen ist eine adäquate Rückendehnung ohne Fehlbelastungen möglich.

▬ Übungsvarianten

- In Anbetracht der physiologischen Zusammenhänge sind keine Varianten des Übungsablaufes empfehlenswert.
- Allerdings kann die Übung in ähnlicher Weise auch am Boden sitzend durchgeführt werden.
- Die Übungsvariante II dient der unilateralen Dehnung.

▬ Vorteil

Fortgeschrittenen bringt die Übung einen Gewinn an Körpergefühl und koordinativen Fähigkeiten.

▬ Nachteile

- Die Übung ist technisch anspruchsvoll und daher am Anfang schwierig.
- Bei Bandscheibenproblemen in der Lendenwirbelsäule ist Vorsicht geboten. Während akuten Phasen muß diese Übung weggelassen werden.

▬ Empfehlenswerte Dehntechniken

- Aktiv/passiv statische Dehnung → sehr gut (Diese Dehnübung ist eine Mischung von aktiv statischer und passiv statischer Dehntechnik.)
- Postisometrische Relaxation → gut

▬ Muskelstatus

Palpation

Zielmuskel: M. erector spinae im Lumbalbereich (Variante II: unilaterale Dehnung)

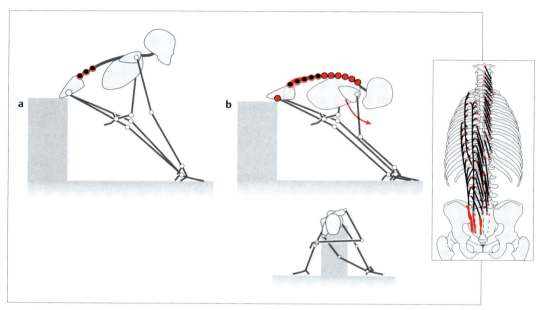

5.12

Anatomie

s. Variante I.

■ Dehnungsspezifische Aspekte

Verspannte bzw. verkürzte Rückenstrecker treten erfahrungsgemäß meist einseitig auf. Dies verlangt nach einer entsprechenden Übung, die gewährleistet, daß die Dehnwirkung auf die betroffene Seite der Rückenstreckermuskeln geleitet werden kann. Selbstverständlich sollten dabei die unter Variante I beschriebenen biomechanischen Aspekte beachtet werden.

■ Vorgehen

Ausgangsstellung (a): Man sitzt an der Vorderkante eines Stuhls. Die Beine sind leicht angewinkelt und gegrätscht. Bei der linksseitigen Dehnübung wird der linke Arm von oben zwischen den Beinen hindurchgeführt, und die linke Hand ergreift das rechte Fußgelenk. Rechter Unterarm und Ellbogen werden auf dem rechten Oberschenkel aufgestützt.

Dehnphase (b): Zuerst wird die gesamte Wirbelsäule gestreckt und bildet jetzt gemeinsam mit dem Becken eine gerade Einheit. Diese wird – durch die Hüftbeugemuskeln – zusammen mit dem linken Arm langsam und kontrolliert nach vorne unten bewegt, bis ein leichter Hemmungswiderstand im unteren Rücken die Grenze des Bewegungsraumes aufzeigt.

In der zweiten Phase zieht nun der linke Arm die linke Schulter und die linke obere Rückenseite allmählich unter einer leichten Drehung in

Richtung des rechten Fußes. Die rechte Schulter, gestützt durch den aufgelegten rechten Arm, wird dabei nicht mitbewegt. Der linke Arm zieht so stark, bis in der unteren und mittleren linken Rückenhälfte eine Dehnung spürbar wird. Die Arm- und Schultermuskeln links, die Bauchmuskeln und – vor allem – der M. iliopsoas fixieren diese Position, und man versucht, mittels Atmung und Konzentration die Entspannung zu finden. (Die Dehnung der rechten Rückenstrecker verläuft entsprechend.)

▬ Schwerpunkte

- Die beiden Bewegungsphasen müssen nacheinander erlernt werden.
- Die Bewegung der oberen Rückenhälfte und der Schulter erfolgt in kombinierter Rotation und Flexion zum diagonalen Unterschenkel. Dies ist wichtig und mit besonderer Sorgfalt zu erlernen.
- Die Stabilisation der Lendenwirbelsäule bleibt während der Dehnung erhalten.

▬ Fehlerquelle

Eine zu starke Drehung der Brustwirbelsäule verringert den Dehneffekt.

▬ Zieleffizienz

Bei guter technischer Ausführung und unter Berücksichtigung der individuellen Grenzen ist eine adäquate Dehnung gut möglich. Vor allem verspannte Rückenstrecker können so schnell in ihren physiologischen Dehnbereich geführt werden.

▬ Übungsvariante

Diese Dehnübung kann mit leichten Änderungen auch auf dem Boden sitzend durchgeführt werden. Der Stützarm liegt dabei nicht auf dem Oberschenkel sondern hinter dem Rücken auf dem Boden.

▬ Vorteile

- Adäquate Maßnahme zur Ausbalancieren bzw. Harmonisieren der Rückenstreckerspannung
- Gewinn an Körpergefühl

▬ Nachteile

- Die Übung ist vor allem am Anfang technisch anspruchsvoll.
- Bei Bandscheibenproblemen in der Lendenwirbelsäule ist Vorsicht angebracht. Während akuter Beschwerden muß diese Übung weggelassen werden.

▬ Empfehlenswerte Dehntechniken

- Passiv statische Dehnung → sehr gut (Diese Übung ist eine Mischung aus aktiv statischer und passiv statischer Dehnung.)
- Postisometrische Relaxation → gut

▬ Muskelstatus

Palpation

Zielmuskeln: Tiefe Rückenmuskeln, v.a. Mm. rotatores, M. multifidus und tiefe Gesäßmuskeln, v.a. M. piriformis, M. quadratus lumborum

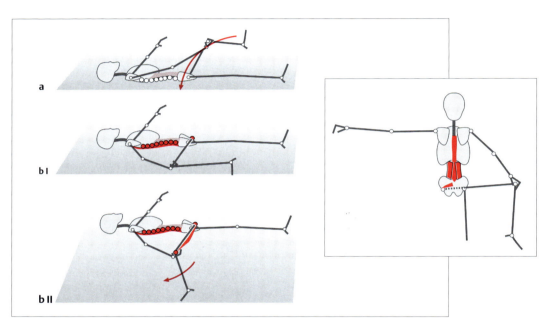

5.13

Anatomie

Beteiligte Muskeln sind bei den jeweils spezifischen Übungen beschrieben.

— Dehnungsspezifische Aspekte

Mit dieser Übung erzielt man im Wesentlichen eine intermuskuläre Dehnung. Hierbei ist es ohne weiteres möglich, daß sich der Zugschmerz – individuell und der Situation entsprechend – an unterschiedlichen Orten zeigt. Dies hängt davon ab, welche Muskeln verspannt bzw. verkürzt sind und muß akzeptiert werden. Eine qualitativ gute intermuskuläre Dehnung ist erst möglich, wenn die dysharmonischen lokalen Verkürzungen so weit ausgeglichen sind, daß eine ausgewogene Spannung und eine physiologische Länge der beteiligten Muskulatur eine muskelübergreifende Dehnung zulassen. Diese Dehnübung stellt also eine ausgezeichnete Methode dar, komplizierte, direkt und indirekt zusammenarbeitende Muskeln zu harmonisieren.

— Vorgehen

Ausgangsstellung (a): – Die Übung erfolgt in Rückenlage. Das eine Bein ist ausgestreckt; das Bein der Dehnseite wird um ca. 90° angewinkelt. Die Hand der Gegenseite wird auf das gebeugte Knie gelegt. Der Arm der Dehnseite bleibt seitlich ausgestreckt auf dem Boden liegen.

Dehnphase (b I): Nun zieht die Hand auf dem Knie das angewinkelte Bein über das gestreckte

Bein hinweg in Richtung Boden. Das Becken darf dabei leicht mitdrehen. Die Schulter der Gegenseite bleibt flach auf dem Boden liegen.

Das angewinkelte Bein wird so weit nach unten gezogen, bis ein leichtes Dehngefühl im tiefen Wirbelsäulenbereich (Mm. rotatores, M. multifidus), im Lendenbereich (M. quadratus lumborum) und/oder in der tiefen Gesäßmuskulatur (vor allem im M. piriformis) auftritt. Manchmal fühlt man eine Dehnung auch im M. tensor fasciae latae. In dieser Stellung sollte man nun verbleiben, bis mittels Atmung und Konzentration eine Entspannung im Zielbereich spürbar wird.

Es ist notwendig, den übrigen Körper ebenfalls zu entspannen, d.h. vor allem Kopf, Nacken, Arme, den Schultergürtel und den Rücken. Die Blickrichtung geht dabei zur Decke, oder der Kopf wird zum seitlich ausgestreckten Arm gedreht. Personen mit starken Nackenverspannungen bevorzugen meistens die gerade Kopfhaltung mit Blick zur Decke.

Dehnphase (b II): – Diese ähnelt der Position **b I** mit dem Unterschied, daß das obenliegende Bein in eine fast gestreckte Haltung gebracht und von der gleichseitig positionierten Hand von unten her gestützt wird. Der Winkel zum anderen Bein hängt von der Länge der ischiokruralen Muskulatur ab und ist individuell zu finden. Normalerweise liegt er zwischen 70 und 110°.

Bei dieser Variante kommt es neben den unter Position **b I** beschriebenen Dehnungen zu einer etwas stärkeren Dehnung des M. multifidus und zusätzlich zu einer guten Dehnung der Mm. ischiocrurales.

— Schwerpunkte

- Bei beiden Varianten sollte sorgfältig auf die paravertebrale Muskulatur, insbesondere im Bereich der Lendenwirbelsäule und die tiefen Gesäßmuskeln geachtet werden.
- Die adäquate Dehnintensität wird mit der das Knie bzw. Bein bewegenden Hand gesucht und kontrolliert.

— Fehlerquelle

- Ein Dehngefühl darf in allen beschriebenen Muskeln auftreten. Spürt man hingegen unangenehme Schmerzsymptome in den passiven Strukturen der Wirbelsäule, so ist die Übung abzubrechen und fortan zu unterlassen.
- Technische Fehler und funktionelle Störungen entstehen, wenn das Knie zu stark zum Boden gedrückt wird. Hierbei entfernt sich meist die Schulter der Gegenseite zunehmend vom Boden, wodurch die Dehnung an Qualität verliert und auch nicht mehr zuverlässig kontrolliert werden kann.

— Zieleffizienz

Mit viel Körpergefühl ausgeführt sind beide Varianten gute, sehr komplexe Dehnübungen. Einzelne Muskeln und ganze Muskelketten werden wirksam gedehnt.

— Übungsvarianten

- Die Variante **b II** kann mit fast gestreckten Beinen zu einer primären Dehnübung der Mm. ischiocrurales verändert werden, als vorzüglich funktionelle Entspannung dieser Muskulatur.
- Bei Personen mit verkürztem M. pectoralis major kann dieser Muskel leicht mitgedehnt werden.

— Vorteil

- Diese Übung kann langfristig zu einer effizienten Verbesserung einer mangelhaften Wirbelsäulenrotation führen.
- Die ausgleichende intermuskuläre Wirkung.

— Nachteil

Personen mit verminderter Beweglichkeit, vor allem mit einer stark eingeschränkten Drehfähigkeit der Wirbelsäule müssen anfangs lokale muskelspezifische Bewegungseinschränkungen mit entsprechend herabgesetzter Dehnung in Kauf nehmen.

— Empfehlenswerte Dehntechniken

- Passiv statische Dehnung → sehr gut
- Postisometrische Relaxation → gut bis sehr gut

— Muskelstatus (1. Position)

Bleiben beide Schultern am Boden und das Dehnbein parallel zum Boden, liegt eine durchschnittlich gute Beweglichkeit vor, wenn Zugschmerzen intermuskulär gleichmäßig verteilt sind.

Zielmuskel: M. quadratus lumborum

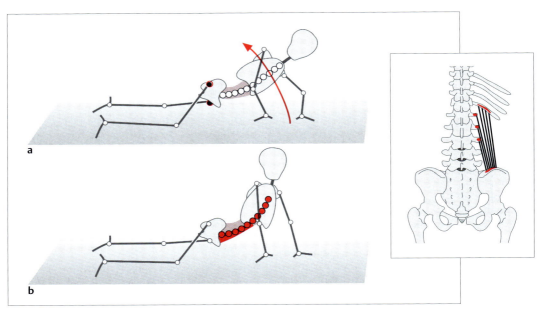

5.14

Anatomie

Man kann diesen Muskel in zwei unvollständig voneinander getrennte Schichten unterteilen, die ventrale und die dorsale Schicht.

Ursprung: Er entspringt am Labium internum der Crista iliaca.

Ansatz: Die ventrale Schicht zieht zur 12. Rippe, und die dorsale Schicht erreicht die Processus costarii des 1.–3.(–4.) Lendenwirbels.

Funktion: Beidseitig aktiviert zieht er den Rumpf nach hinten (Synergist des M. erector spinae). Daneben dient er der seitlicher Stabilisation der Lendenwirbelsäule und des Beckens. Bei einseitiger Innervation beugt er den Rumpf seitwärts und bewegt das Becken in der Frontalebene. Der M. quadratus lumborum ist ein Muskel, der bei fast allen asymmetrischen Belastungen der Beine oder der Arme eine mehr oder weniger starke Aktivität aufweist.

▬ Dehnungsspezifische Aspekte

Aufgrund seiner vielfältigen statischen und dynamischen Aufgaben weist dieser Muskel – mangels Erholungszeit – häufig einen hohen Tonus auf. Asymmetrische Belastungen, ungleich lange Beine, eine Skoliose und schlechte Sitzpositionen führen meistens zu einer einseitigen Verkürzung. Diese wiederum kann zu einer ungünstigen Druckbelastung der Bandscheiben führen. Hier liegt wahrscheinlich eine der tieferen Ursachen für degenerative Bandscheibenschäden: Veränderungen des onkotischen Bandscheibendrucks verschlechtern die Nutrition.

Verkürzungen des M. quadratus lumborum stellen eine wichtige Ursache für Rückenschmerzen dar. Der linke und der rechte M. quadratus lumborum wirken sowohl agonistisch als auch antagonistisch zueinander. Seine relativ zentrumsnahe Lage tief im Rumpf macht eine Dehnung nicht einfach. Es gibt technisch aufwendige Dehnübungen mit guter Zieleffizienz, die aber vorwiegend therapeutisch benutzt werden können und mit einem hohen Schulungsaufwand verbunden sind. Eine etwas leichtere Dehnübung mit immer noch guter Zieleffizienz wird hier beschrieben.

▬ Vorgehen

Ausgangsstellung (a): Die Übung erfolgt in Seitenlage, wobei der Oberkörper locker auf den Armen abgestützt wird. Das untere Bein wird auf dem Boden ausgestreckt, das obere Bein liegt leicht gebeugt vor dem Körper, und das Knie berührt meistens den Boden. Die Beckenquerachse ist senkrecht im Raum eingestellt (wichtig!).

Dehnphase (b): Nun richtet man den Oberkörper mit Hilfe der sich näher zum Körper hin verschiebenden Arme kontinuierlich immer weiter auf, bis im Bereich der untenliegenden Taille ein dumpfes Zuggefühl die optimale Reizzone anzeigt. Dabei ist zu beachten, daß die obere Schulter nicht zu stark in Richtung Boden gedreht wird. Ein aktives „Aufklappen" der Taille der untenliegenden Dehnseite intensiviert die Wirkung. In dieser Position erfolgt mittels Atmung und Konzentration die Entspannung.

▬ Schwerpunkte

❖ Das untere Bein sollte gestreckt sein.
❖ Das obere Bein muß bei der Übung vor dem Körper liegen und das Knie sollte den Boden berühren.
❖ Das Becken wird vertikal stabilisiert und diese Position kontrolliert.
❖ Die untenliegende Taille, d.h. die Zone zwischen den Rippen und dem Becken sollte „aufklappen" und „lang" werden.

▬ Fehlerquelle

Technische Mängel im Bewegungsablauf verlagern die Dehnung in die Zwischenrippenmuskeln.

▬ Zieleffizienz

Nach evtl. aufgetretenen Anfangsschwierigkeiten ist vor allem beim verkürzten M. quadratus lumborum eine gute funktionelle Entspannung möglich.

▬ Übungsvarianten

Die anatomische Lage dieses Muskels läßt kaum Varianten zu.

▬ Vorteil

Ein Ausgleich zwischen den beidseits der Wirbelsäule verlaufenden Muskeln führt zu einer Entlastung der Bandscheiben der Lendenwirbelsäule. Hierdurch wird die Funktionalität im Lumbal- und Beckenbereich verbessert.

▬ Nachteil

Bei degenerativen Veränderungen dieser Bandscheiben ist Vorsicht angebracht. Während akuter Schmerzphasen muß diese Übung weggelassen werden.

▬ Empfehlenswerte Dehntechniken

❖ Passiv statische Dehnung → sehr gut
❖ Postisometrische Relaxation → gut – sehr gut

▬ Muskelstatus

Der Muskelstatus des M. quadratus lumborum ist zwar leicht zu bestimmen, jedoch bleibt die genaue Analyse wegen komplexen Einflußfaktoren Fachleuten vorbehalten.

Zielmuskel: M. iliopsoas

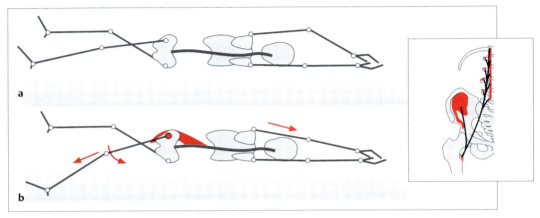

5.15

Anatomie

Der M. iliopsoas setzt sich aus zwei Teilen mit unterschiedlichen Ursprungsgebieten zusammen, aus dem M. psoas (major und minor) und dem M. iliacus.

Ursprünge: Der M. psoas entspringt an den Seiten des 12. Brustwirbelkörpers und des 1.–4. Lendenwirbelkörpers sowie von den dazwischenliegenden Disci intervertebralis und den Processus costarii des 1.–5. Lendenwirbels. Der M. iliacus hat seinen Ursprung in der Fossa iliaca.

Ansatz: Auf der Höhe des Hüftgelenkes vereinigen sich die beiden Muskeln und inserieren über eine gemeinsame Endsehne am Trochanter minor.

Funktion: Flexion des Rumpfes (Rumpfbeugen) und des Oberschenkels im Hüftgelenk (Laufbewegung), Stabilisierung des Beckens, Beteiligung an der Außenrotation und Adduktion des Beines.

■ Dehnungsspezifische Aspekte

Der M. iliopsoas gehört zumindest bei Männern (Gisler) zu den am meisten tonisierten Muskeln des Körpers. Er kann die Statik verändern (Hyperlordose, Torsionsskoliose) und ist bei vielen Rückenproblemen beteiligt. Die meisten Dehnübungen erreichen aber diesen Zielmuskel nicht wirklich. Eine effektive Übung ist technisch anspruchsvoll, der Muskel schwer zu isolieren. Entsprechend Komplex gestaltet sich diese Dehnübung, die für die volle Effizienzausnutzung einer gewissen Lernzeit bedarf.

Die Zuggefühle im M. iliopsoas sind sehr unterschiedlich. Personen mit einem sehr dehnbaren Hüftlendenmuskel spüren kaum Dehnungsschmerzen. Eine verspannte bzw. verkürzte Muskulatur verursacht dagegen deutlich wahrnehmbare Zugschmerzen im Bereich des M. psoas, des M. iliacus oder im gesamten Muskel.

Diese Schmerzdifferenzierungen können sehr gut als Hilfe zur Muskeldiagnose herangezogen werden. Ungleich starke Zuggefühle der linken im Vergleich zur rechten Seite weisen auf eine muskuläre Dysbalance hin. Nicht selten spüren

Dehnende Zugschmerzen in den seitlichen Fasern des M. obliquus internus abdominis, die in dieser Dehnposition beinahe parallel zum M. psoas verlaufen. Dies zeigt meistens keinen Dehnungsfehler auf, sondern eine muskuläre Längendysharmonie zwischen diesen beiden Muskeln. Die Übung entspricht also einer Kombination aus intra- und intermuskulärer Dehnung.

— Vorgehen

Ausgangsstellung (a): Seitlage, das untere Bein wird vorgelegt und angewinkelt, das obenliegende Bein gestreckt. Der Kopf ruht entspannt auf dem untenliegenden Arm. Der obere Arm wird quasi parallel zum unteren Arm über dem Kopf zur Hochstreckung gebracht und die Hand vorerst locker auf dem Boden positioniert. Eine Hyperlordosierung soll vermieden werden.

Dehnphase (b): Das obenliegende Bein wird nun aktiv aus der Hüfte heraus gestreckt und gleichzeitig nach hinten geführt (Retroversion). Diese aktive und intensive Beinbewegung erfolgt konzentriert und ruhig bis im vorderen Hüftbereich und/oder in der tiefen Bauchgegend ein Zugschmerz auftaucht. Zur besseren Dehnwirkung kann der obenliegende Arm zusätzlich aus dem Rumpf heraus am Kopf vorbei stark gestreckt werden. In dieser erarbeiteten Lage wird nun der Fuß auf den Boden gelegt und dort behalten; ebenso wird der obenliegende Arm bzw. die Hand aktiv in der Streckung fixiert. In dieser Position sollte man nun verweilen und mittels Atmung und konzentrativer Ruhe die funktionelle Entspannung abwarten.

— Schwerpunkte

❖ Im lumbalen Rückenbereich darf kein Kompressionsschmerz auftauchen. Sollte dies der Fall sein, so kann der ganze Rumpf in eine verstärkte Flexion bewegt werden bis der Druckschmerz verschwindet. Eine Hyperlordosierung der Wirbelsäule soll im allgemeinen vermieden werden.
❖ V. a. die Beinstreckung zur „Hüfte heraus" muß erlernt werden.
❖ Die Beinstreckung und Retroversion im Hüftgelenk wird langsam, aber intensiv ausgeführt. Nach Erreichen der Reizzone sollte man den Fuß ablegen und entspannen.

❖ Die optimale Armzugrichtung muß gesucht und individuell bestimmt werden. Empfehlenswert ist die Richtung im Bereich der „Arm-Hochhalte". Die Armaktivität soll sich bis tief in den Rumpf als Streckung auswirken.

— Fehlerquelle

❖ Die Beckenquerachse bleibt während der Dehnung vertikal.
❖ Mangel an Körpergefühl kann zu Schwierigkeiten beim Aufbau einer optimalen Rumpfdehnung führen.

— Zieleffizienz

Diese komplexe Übung ist eine optimale Möglichkeit zur Dehnung des M. iliopsoas mit spür- und meßbaren Behandlungserfolgen.

— Übungsvarianten

❖ Bei gesunden Rückenstrukturen kann eine maßvolle aktive Lordosierung des Rückens als zusätzliche Dehnhilfe (falls notwendig) in die Übung integriert werden.
❖ Besteht die Möglichkeit, das Bein der Dehnseite gegen einen Widerstand zu fixieren (z.B. mit Hilfe eines Partners, der zwischen den Beinen steht), kann die Entspannungsfähigkeit verbessert werden.

— Vorteil

❖ Hohe Zieleffizienz
❖ Asymmetrische Dehngefühle offenbaren meistens die entsprechenden Verkürzungs- bzw. Verspannungszustände.

— Nachteile

❖ Am Anfang ist die Übung etwas lernbedürftig und verlang vie Bewegungs- und Körpergefühl.
❖ Bei nicht eliminierbaren Rückenschmerzen sollte man die Übung abbrechen und erst nach Besserung der Beschwerden wieder ins Dehnprogramm integrieren.

— Empfehlenswerte Dehntechniken

❖ Aktive statische Dehnung → sehr gut

— Muskelstatus

Die Erhebung des Muskelstatus sollte Fachleuten vorbehalten werden.

Zielmuskel: M. piriformis (Variante I – für Personen mit einer mittleren bis guten Beweglichkeit des M. piriformis)

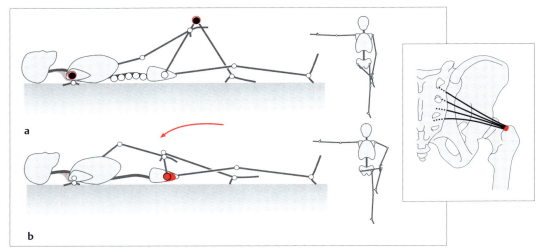

5.16

Anatomie

Der M. piriformis gehört zu den tiefen Gesäßmuskeln, die man ihrer Hauptfunktion der Außenrotation im Hüftgelenk entsprechend auch Außenrotatoren nennt. Er hat einen vergleichsweise hohen Grundtonus.

Ursprünge: Der M. piriformis entspringt mit mehreren Zacken an der Facies pelvina des Kreuzbeines, lateral von den Foramina sacralia pelvina, an der Kapsel der Articulatio sacroiliaca und am Rand der Incisura ischiadica major.

Ansatz: Er zieht durch das Foramen ischiadicum majus und setzt an der Innenseite der Spitze des Trochanter major an.

Funktion: Im Stehen dient er der Außenrotation und der Abduktion des Oberschenkels und ist an der Retroversion des Hüftgelenks beteiligt. Er gehört zu den aktiven Stabilisatoren des Hüftgelenks während des Laufens und ist – zusammen mit anderen ventralen Hüftmuskeln – auch wichtig für die Kontrolle und Erhaltung des Körpergleichgewichts.

▬ Dehnungsspezifische Aspekte

Eigene Erfahrungen zeigen, daß es einen Zusammenhang gibt zwischen einem verkürzten M. piriformis und diversen Problembildern der Hüft-Oberschenkel-Zone. Beispiele:
❖ Der N. ischiadicus (Ischiasnerv) verläßt das Becken zwischen dem M. piriformis und den anderen Außenrotatoren und zieht in das Bein hinab. Ein stark verspannter M. piriformis kann den Nerv komprimieren und Schmerzen im Gesäßbereich auslösen, die in die hinteren Oberschenkelmuskeln ausstrahlen. Eine andere Ursache für diese sog. Ischiassymptomatik können defekte Bandscheiben sein. In jedem Fall sollte bei der Diagnostik eine Abklärung im Hinblick auf Verspannungen oder Verkürzungen im M. piriformis erfolgen.

- Bei einer Schwächung der Hüftmuskulatur, vor allem der Gesäßmuskeln und des M. tensor fasciae latae, und einer gleichzeitigen Verkürzung des M. piriformis verschlechtert sich das Belastungsprofil im Hüftgelenk. Unter bestimmten weiteren individuellen Voraussetzungen kann dies langfristig zu einer Hüftgelenksarthrose führen.
- Eine Verkürzung des M. piriformis schränkt die Beweglichkeit im Hüftgelenk ein. Diese ist jedoch eine wichtige Voraussetzung für einen effizienten Gelenkstoffwechsel und eine gute intermuskuläre Funktion und damit auch für eine größtmögliche Belastbarkeit des Hüftgelenks.
- Eine Schwächung der Gesäßmuskeln bewirkt tendenziell eine Verlagerung der Beanspruchung auf den M. piriformis (Überlastungssymptome).
- Bei Läufern und Sportlern in Spieldisziplinen (vor allem Eishockey) können Verkürzungen unter Belastung zu akuten Insertionstendinosen der Ansatzssehne führen.

In allen geschilderten Fällen ist es notwendig, den M. piriformis wieder mit den anderen Hüftmuskeln in Harmonie zu bringen. Meist besteht eine asymmetrische Belastungssituation des Beins mit einer entsprechenden Seitendifferenz in der Muskelverkürzung. Die unterschiedliche Stellung der Beinmuskeln während der Dehnübung sollte zu einer Betonung der Dehnung auf der verkürzten Seite animieren, um zu einem Gleichgewicht zu gelangen.

Ausgeprägte Beweglichkeitsunterschiede zwischen den Ausführenden verlangen differenzierte Dehnungsvarianten, um dem individuellen Verkürzungsgrad gerecht werden zu können.

▬ Vorgehen

Ausgangsstellung (a): Die Übung erfolgt in Rückenlage am Boden. Der Fuß der Dehnseite wird über das leicht angewinkelte Bein der anderen Seite geführt und seitlich des unteren Oberschenkels auf den Boden abgestellt. Die der Dehnseite gegenüberliegende Hand ergreift das aufgestellte Bein am Knie. Die Schultern und der obere Bereich des Rückens verbleiben während der Dehnung am Boden.

Dehnphase (b): Nun zieht der Arm das Knie langsam in seine Richtung bis ein leichtes Dehngefühl im tiefen seitlichen Gesäßbereich die optimale Dehnzone des M. piriformis anzeigt. Mittels Konzentration und Atmung wird die Entspannung abgewartet.

▬ Schwerpunkte

- Das Becken sollte nicht zu stark gedreht werden. Die Dehnung muß primär über die Bewegung des Oberschenkels im Hüftgelenk erfolgen.
- Der Fuß des Beines der Dehnseite sollte möglichst in einem rechten Winkel zum anderen Bein etwas oberhalb des Kniegelenkes aufgestellt werden.

▬ Zieleffizienz

Eine Kontrolle der technischen Ausführung ist wichtig. Starke Rumpfrotationen verringern die Effizienz sehr rasch.

▬ Übungsvarianten

Siehe Variante II

▬ Vorteil

Diese Variante eignet sich hervorragend für mittelgut- bis gutbewegliche Personen im Gymnastikraum oder in der Sporthalle.

▬ Nachteile

- Sehr unbewegliche Menschen haben bei dieser Übung etwas Mühe, da es ihnen kaum gelingt, das Dehnbein einigermaßen locker aufzustellen oder das Knie mit der Hand zu erreichen.
- Personen, die bei dieser Variante Kompressionsschmerzen in der Leistenregion verspüren, sollten auf Variante II ausweichen.

▬ Empfehlenswerte Dehntechniken

- Passiv statische Dehnung → sehr gut
- Postisometrische Relaxation → sehr gut

▬ Muskelstatus

- Der Winkel zwischen Oberschenkel und Boden kann zur Beurteilung herangezogen werden. Befindet sich der Oberschenkel des Dehnbeines parallel zum Boden wenn leichte Dehnschmerzen auftreten, so ist der M. piriformis von durchschnittlicher Länge.

Zielmuskel: M. piriformis (Variante II)

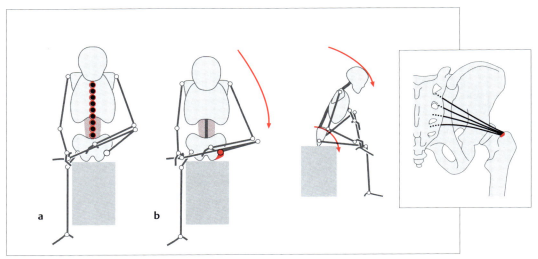

5.17

Anatomie und dehnungsspezifische Aspekte:

Siehe Variante I

Vorgehen

Ausgangsstellung (a): Sitz auf der Vorderkante eines Stuhls (oder einer vergleichbaren Sitzgelegenheit). Das Bein der Gegendehnseite wird leicht im Knie gebeugt und vor dem Körper auf den Boden gestellt. Das Bein der Dehnseite wird locker darüber gelegt. Die Hand der Gegenseite faßt das Fußgelenk, und der Unterarm oder der Ellbogen der Dehnseite wird auf den Oberschenkel des quergestellten Dehnbeines gelegt.

Dehnphase (b): Eine leichte Dehnung des M. piriformis kann bereits durch Druck mit dem Ellbogen erzeugt werden. Den Hauptzug jedoch bewirkt man über ein Vorschieben der Becken- und Lendenregion (untere Rumpfflexion), also durch Annäherung von Becken und Oberschenkel. Beim Gefühl einer adäquaten Zugspannung im Zielmuskel wird mittels Konzentration und Atmung eine Entspannung gesucht.

▬ Schwerpunkte

❖ Die optimale Haltung des Dehnbeines, der Hand und des Ellbogens muß individuell gefunden werden.
❖ Die Zugwirkung im Zielmuskel wird zu einem geringen Teil mittels Ellbogendruck erzeugt. Die eigentliche Dehnung wird jedoch durch die Rumpfflexion bewirkt.

▬ Fehlerquelle

Bewegt sich primär die Brustwirbelsäule nach vorne, ohne Beckenkippung, wird keine wirksame Dehnung erreicht.

— Zieleffizienz

Unabhängig von der Beweglichkeit handelt es sich um eine hervorragende zielgerechte Dehnübung.

— Übungsvariante

Falls überhaupt notwendig, kann ein verstärkter Zug auf den Zielmuskel bewirkt werden, indem das normalerweise nur leicht gebeugte Stützbein stärker angewinkelt wird – bis zu 90° im Kniegelenk.

— Vorteil

Die Übung eignet sich auch sehr gut für etwas Unbewegliche und für jene, die bei Variante I Kompressionsschmerzen in der Leistenregion empfinden.

— Nachteil

Hüftgelenksarthrosen lassen manchmal eine schmerzfreie, muskeladäquate Dehnung nicht mehr zu.

— Empfehlenswerte Dehntechniken

- ❖ Passiv statische Dehnung → sehr gut
- ❖ Postisometrische Relaxation → gut

Zielmuskel: M. tensor fasciae latae

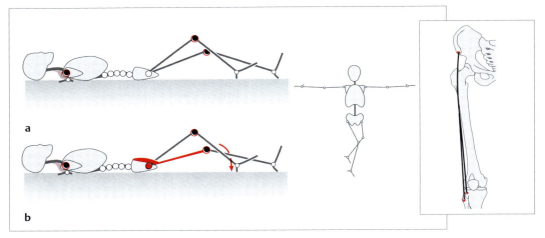

5.18

Anatomie

Der M. tensor fasciae latae, ein platter, parallelfasriger Muskel zeigt an seinem Ursprung seine Verbundenheit mit dem M. glutaeus medius.

Ursprünge: Spina iliaca anterior superior

Ansatz: Die Sehnenfasern des Muskels gehen unterhalb des Trochanter major in den Tractus iliotibialis fasciae latae über, der am Condylus lateralis tibiae und am Caput fibulae ansetzt. Ein Teil davon strahlt noch in das Retinaculum patellae laterale ein.

Funktion: Der M. tensor fasciae latae preßt den Oberschenkelkopf gegen die Hüftpfanne (laterale Zugspannung). Ferner dient er der Beugung, Innenrotation und Abduktion und unterstützt die vorderen Bündel des M. glutaeus medius und des M. glutaeus minimus.
Beim Sprung nach unten und allgemein beim Aufsetzen des Fußes arbeitet er gegen Biegekräfte im Bereich des Oberschenkels.

▬ Dehnungsspezifische Aspekte

Der M. tensor fasciae latae ist grundsätzlich eher ein neutraler Muskel. Durch extreme Belastungssituationen kann sich jedoch sein Tonus erhöhen, z.B. beim Laufen, Aerobic und bei Spielsportarten wie Tennis und Handball. Manchmal zeigen sich dann Schmerzsymptome im Ursprungsbereich. Doch können vor allem bei Läufern auch Insertionstendinosen in den Ansatzzonen auftreten (Läuferknie!). Darum sollte gerade in diesen Segmenten regelmäßig eine prophylaktische Dehnung erfolgen.

▬ Vorgehen

Ausgangsstellung (a): Zur Dehnung des M. tensor fasciae latae der rechten Seite wird in Rückenlage das rechte Bein leicht angewinkelt und über eine Innenrotation im Hüftgelenk nach links bewegt. Das linke Bein wird stark angewinkelt und der linke Unterschenkel dann auf den rechten Oberschenkel gelegt.

Dehnphase (b): Das linke Bein drückt nun den rechten Oberschenkel zum Boden hin, bis im rechten Oberschenkel oder im Hüftbereich ein leichtes Zuggefühl die optimale Dehnzone anzeigt. Eine zu starke Beckenrotation muß dabei unbedingt vermieden werden. Mittels Atmung und Konzentration wird nun die Entspannung des M. tensor fasciae latae abgewartet. Um die Entspannung zu optimieren, sollte das linke Arbeitsbein seine Aktivität etwas zurücknehmen, ohne daß dabei der adäquate Dehnbereich im rechten Bein verändert wird. Das ist wichtig, weil häufig bereits das Eigengewicht des linken Beines die Entspannungsfähigkeit im Zielmuskel erschwert.

— Schwerpunkte

Das Arbeitsbein wird zunächst kontrolliert aktiv bewegt. Nach Erreichen der adäquaten Dehnzone sollte der Druck dieses Beines reduziert werden, ohne daß sich dabei das Dehnbein auch nur im geringsten zurückverlagert.

— Fehlerquellen

- Eine starke Beckenrotation setzt die Dehnung herab.
- Ein zu starker Druck des Arbeitsbeines wirkt der Entspannung entgegen.

— Zieleffizienz

- Bei verkürztem M. tensor fasciae latae liegt hiermit eine zielgerechte funktionelle Dehnübung vor.
- Zur optimalen Wirkung muß im Anschluß an die Erzeugung der Dehnung das Arbeitsbein an Ort entlastet werden, ohne seine Position zu verändern.

— Vorteil

Der Zielmuskel ist gut erreichbar.

— Nachteil

Die Entspannung des Zielmuskels benötigt viel Körpergefühl (vor allem im Arbeitsbein).

— Empfehlenswerte Dehntechniken

- Passiv statische Dehnung → gut bis sehr gut
- Postisometrische Relaxation → sehr gut

Zielmuskel: Mm. adductores

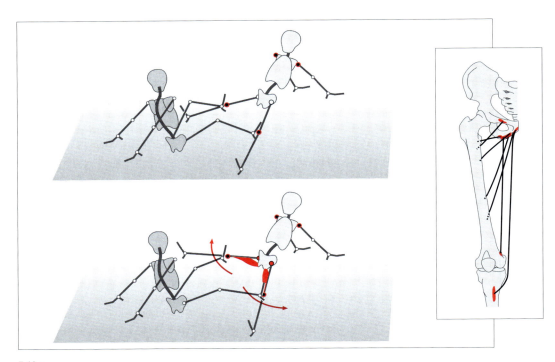

5.19 a

Anatomie

Die Adduktorengruppe und die Funktionen der einzelnen Muskeln im Hüftgelenk:

- M. pectineus — Adduktion, Beugung, Außenrotation
- M. adductor brevis — Adduktion, Beugung, Außenrotation
- M. adductor magnus — Adduktion, Streckung, Außenrotation, Innenrotation
- M. adductor longus — Adduktion, Außenrotation, Beugung
- M. adductor minimus — Adduktion, Außenrotation
- M. gracilis — Adduktion, Beugung in Hüft- und Kniegelenk

Auf eine detaillierte Beschreibung der Anatomie der einzelnen Muskeln wird verzichtet. Die allen Muskeln gemeinsame Aufgabe der Adduktion berechtigt weitgehend zu einer gemeinsamen Dehnübung über die Abduktion.

Funktionelle Entspannung (Praxis) **87**

▬ Dehnungsspezifische Aspekte

Adduktorenverletzungen treten vor allem bei Spieldisziplinen auf. Die betroffenen Muskeln zeigen meist aufgrund hoher spezifischer Anforderungen funktionelle und strukturelle Veränderungen. Bei Muskelmessungen (im Muskelstatus) finden sich unter Sportlern wie Nichtsportlern (vor allem bei Männern) zu einem hohen Prozentsatz Verkürzungen in dieser Muskelgruppe. Eine Ursache liegt sicher in den vielfältigen Aufgaben der Adduktoren. Einerseits dienen sie verschiedenen Bewegungen, andererseits steuern sie zusammen mit anderen Muskeln das Gleichgewicht der diesbezüglich labilen Beckenposition und kontrollieren bzw. regulieren somit einen Bereich, der ständig wechselnden Belastungen ausgesetzt ist.

Es gibt relativ wenig Möglichkeiten, um die Adduktoren mit der Methode der funktionellen Entspannung zielgerecht zu dehnen bzw. zu entspannen. Die meisten Dehnübungen lassen eine Entspannung deshalb nicht zu, weil die Muskeln während der Ausführung meistens aktiviert werden, sich also kontrahieren. Langfristig wird zur effektiven Behandlung der Adduktoren daher die Methode der strukturellen Verlängerung bevorzugt.

Die nachfolgend beschriebene Übung erfüllt die physiologischen Ziele der funktionellen Entspannung dennoch verhältnismäßig gut.

▬ Vorgehen

Ausgangsstellung (a): Zwei Partner (Entspannungspartner und Arbeitspartner) sitzen sich am Boden gegenüber. Der Oberkörper des Entspannungspartners ist leicht zurückgelehnt und steht in einem Winkel von ca. 120° zu den gestreckten Beinen – das entspricht einer Beugung von etwa 60° in den Hüftgelenken nach der Neutral-Null-Methode. Die Arme stützen hinter dem Oberkörper ab. Die gestreckten Beine sind gegrätscht.

Der Arbeitspartner sitzt so, daß seine leicht gebeugten Beine mit den Füßen an der Innenseite der Unterschenkel des Entspannungspartners direkt unterhalb der Kniegelenke gefühlvoll ansetzen können (harte Schuhe vermeiden). Der Oberkörper des Arbeitspartners ist ebenfalls leicht zurückgeneigt, mit den Armen abgestützt und stabilisiert.

Dehnphase (b): Nun drückt der Arbeitspartner über eine sanfte Streckung seiner Beine die Beine des Entspannungspartners langsam und gleichmäßig (!) auseinander. Ist die Dehnschwelle erreicht und dem Arbeitspartner mitgeteilt, so stoppt er sofort seine Aktivität und verweilt in seiner Position, bis der Entspannungspartner mittels Atmung und Konzentration die Muskelentspannung gefunden hat und sein Einverständnis zum leichten Weiterschieben der Beine in die Abduktion gibt.

Es ist von Vorteil, einen erfahrenen und zuverlässigen Arbeitspartner zu haben, der die Übung und das Gefühl am Grenzbereich selbst kennt und somit die Situation des Entspannungspartners nachvollziehen kann.

▬ Schwerpunkte

- ❖ Die eigentliche Kontrolle obliegt dem Arbeitspartner. Seine Aufgabe ist es, die Beine des Entspannungspartners mit Gefühl in die Abduktion zu schieben und dessen Rückmeldungen unmittelbar zu akzeptieren und umzusetzen.
- ❖ Die Kontaktstelle zwischen Fuß und Kniebereich ist individuell leicht variierbar und muß immer gemeinsam festgelegt werden.
- ❖ Der Entspannungspartner sollte nach dem Erreichen der Dehnschwelle langsam aber stetig die Entspannung der Adduktoren anstreben.

▬ Fehlerquelle

- ❖ Ein ungleichmäßiges, ruckartiges oder zu starkes Schieben vermindert den Erfolg.
- ❖ Setzt der Arbeitspartner seine Füße zu dicht an den Fußgelenken des Entspannungspartners an, überträgt sich der Schiebedruck unfunktionell auf das Kniegelenk.

▬ Zieleffizienz

Die Übungsmethode ist für die funktionelle Entspannung relativ gut geeignet und mit zielgerechten Erfolgen verbunden.

▬ Übungsvarianten

Die Muskeln der Adduktorengruppe haben sehr verschiedene Ansätze. Daraus ergeben sich unterschiedliche und manchmal antagonistische Teilfunktionen, z.B. Innenrotation und Außenrotation der Beine. Deshalb kann es sinnvoll sein, die Dehnungsschwerpunkte etwas zu variieren. Die Dehnung kann mit einer leichten Innenrotation der Beine ausgeführt werden. Sie kann aber auch mit nach oben zeigender Kniescheibe, also ohne Hüftdrehung oder mit einer Außenrotation des Beines vollzogen werden.

— Vorteil

Die speziellen Variationen ergeben die Möglichkeit zur Erfassung der individuellen Dehnungsprioritäten.

— Nachteile

- Es wird ein Arbeitspartner benötigt.
- Die Übung stellt hohe Ansprüche an beide Partner.
- Auf unebenem Untergrund (z.B. Rasen) ergibt sich ein erhöhter Reibungswiderstand bei der Gleitbewegung der Beine auf dem Boden.
- Die Übung ist für Jugendliche nur bedingt geeignet.

— Empfehlenswerte Dehntechniken

- Passiv statische Dehnung → sehr gut
- Postisometrische Relaxation → sehr gut

— Muskelstatus

Der Grätschwinkel zwischen den Längsachsen der Beine läßt eine relativ gute Aussage zu:
 60– 90°   ungenügend
 90–110°   gut
110–130°   sehr gut
130°→   Hypermobilität

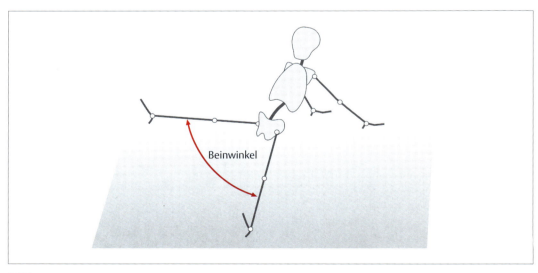

5.19 b

Zielmuskel: Mm. ischiocrurales (Variante I)

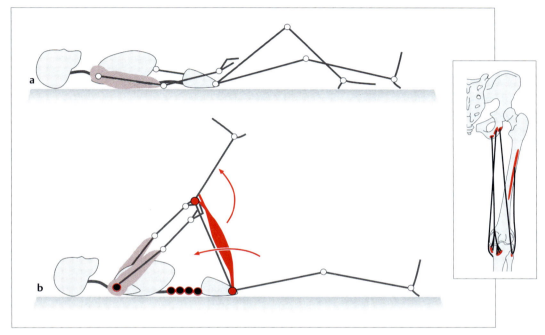

5.20 a

Anatomie

Die Mm. ischiocrurales setzten sich aus folgenden drei Muskeln zusammen: M. biceps femoris, M. semitendinosus und M. semimembranosus.

Ursprünge: Der M. biceps femoris entspringt mit dem Caput longum am Tuber ischiadicum und mit dem Caput breve an der lateralen Lippe der Linea aspera femoris. Der M. semitendinosus und der M. semimembranosus entspringen ebenfalls am Tuber ischiadicum (Sitzbeinhöcker).

Ansätze: Der M. biceps femoris setzt am Caput fibulae an. Der M. semitendinosus läuft zur Tuberositas tibiae. Die Ansatzsehne des M. semimembranosus spaltet sich. Ein Teil endet an der Faszie des M. popliteus und an der Hinterwand der Kniegelenkkapsel. Der andere Teil zieht nach vorne zum Condylus medialis tibiae.

Funktion: Im Hüftgelenk sind alle ischiokruralen Muskeln an der Streckung beteiligt, im Kniegelenk an der Beugung. Am gebeugten Kniegelenk wirkt der M. biceps femoris bei der Außenrotation mit, die beiden anderen Muskeln bei der Innenrotation.

▬ Dehnungsspezifische Aspekte

Eine starke Verkürzung der ischiokruralen Muskeln verändert das Belastungsprofil im Hüft- und Kniegelenk. Vor allem steigt der Anpreßdruck im Hüftgelenk deutlich an. Die Muskellänge bestimmt weitgehend den Bewegungsraum des Beckens, die Beckenkippung nach vorne (Beckenflexion). Damit haben die Mm. ischiocrurales einen indirekten Einfluß auf die Belastung der Wirbelsäule.

In Verbindung mit ihrem Antagonisten, dem M. quadriceps femoris, stellen diese Muskeln eine häufige Ursache von muskulären Dysbalancen und Dysharmonien dar. Sie haben einen maßgeblichen Anteil an muskulär bedingten Leistungsdefiziten. Vor allem bei sportlich aktiven Menschen gehen Verkürzungen mit Reizungen im Bereich der Ursprungs- oder Ansatzzonen einher. Durch adäquate Dehnung sind diese Probleme relativ einfach und schnell zu beseitigen.

— **Vorgehen**

Ausgangsstellung (a): Rückenlage, wobei Kopf und Schultern entspannt auf dem Boden ruhen. Das zu dehnende Bein ist leicht gebeugt. Das andere Bein bleibt gestreckt oder wird bei Unbeweglichen leicht gebeugt.

Dehnphase (b): Die Hände umfassen die Kniekehle und ziehen das Bein langsam in Richtung Oberkörper, wobei man das gebeugte Bein leicht ausstreckt. Die Gewichtung der Hüftflexion bzw. der Kniestreckung ist individuell unterschiedlich und ist abhängig vom Geschlecht und von der bereits bestehenden Flexibilität. Mit dieser kombinierten Bewegung wird der Zug in den Muskelbauch gesteuert.

Beim Auftreten eines leichten Zugschmerzes wird die Bewegung angehalten, das Bein bleibt in der erreichten Position. Bevor mit Atmung und Konzentration die Entspannung in den Zielmuskeln gesucht wird, empfiehlt sich auch Schultern, Rücken und Gesäß zu entspannen. Nach vollständigem Abklingen des Zugschmerzes sollte man das Bein noch etwas stärker ziehen und strecken, bis der Zugschmerz erneut leicht gespürt wird, und wiederum die Entspannung abwarten. Dies kann noch 1–3 mal wiederholt werden. Nach dem Auflösen der Dehnung empfiehlt es sich, den Unterschenkel 4–8 mal locker zu beugen und zu strecken, um den Kniegelenkstoffwechsel zu aktivieren.

— **Schwerpunkte**

❖ Der Dehnbereich wird durch aktive kleine Bewegungen in Hüft- und Kniegelenk gefunden und kontrolliert.

❖ Das Becken ist stabil zu halten.
❖ Arme, Schultern, Nacken und Rücken sollten entspannt bleiben.

— **Fehlerquelle**

❖ Bei ausgeprägten Verspannungen der Schulter-Nackenmuskulatur sollte bewußt darauf geachtet werden, daß Kopf und Schultern auf dem Boden entspannt bleiben.
❖ Bei zu starkem Heranziehen des gebeugten Dehnbeins manifestiert sich der Zugschmerz primär im Bereich der Muskelursprünge am Sitzbein.
❖ Wird das Dehnbein zu stark ausgestreckt, tritt der Zugschmerz vor allem in den Ansatzbereichen auf (Sehnenansätze in der Kniekehle).
❖ Zu starkes Heranziehen des Dehnbeines bewirkt einen zu starken Zugschmerz und verhindert somit die funktionelle Entspannung.

— **Zieleffizienz**

❖ Es handelt sich um eine sehr funktionsgerechte und qualitativ gute Übung. Kaum eine andere Variante läßt eine so präzise Steuerung der Dehnungsschwerpunkte zu.
❖ Bei richtiger Ausführung kann ein erfahrener Beobachter Verkürzungstendenzen problemlos feststellen. Eine standardisierte Meßmethode ist diesbezüglich jedoch aussagekräftiger.

— **Übungsvarianten**

❖ Bewegliche Personen können das Bein am Boden strecken, weniger bewegliche hingegen sollten es leicht gebeugt aufstellen.
❖ Durch eine zusätzliche Fußflexion wird die Wadenmuskulatur, in die Dehnung mit einbezogen. Dabei darf nicht zu stark gedehnt werden, weil sonst die Kontrolle über die Dehnung der ischiokruralen Muskulatur verlorengeht.
❖ Bis zu einer gewissen, noch sinnvollen Grenze lassen sich die Dehnungsschwerpunkte nach Bedarf mehr zu den Ursprüngen oder zu den Ansätzen der Muskeln hin verlagern. Dies kann z.B. nach Verletzungen von Bedeutung sein. Normalerweise sollte aber die Mitte, der Muskelbauch, angesteuert werden.

Funktionelle Entspannung (Praxis)

❖ Durch Hüftrotation erreicht man einen Wechsel der maximalen Dehnung von einem Muskel auf den anderen. Die Innenrotation führt dabei zu einer gezielten Dehnung des M. biceps femoris. In Außenrotation werden M. semimembranosus und M. semitendinosus vermehrt gedehnt.

— Vorteil
❖ Vielfältige Variationsmöglichkeiten.
❖ Leicht erlernbar.

— Nachteil
❖ Da diese Variante in Rückenlage ausgeführt wird, ist eine relativ saubere und angenehme Unterlage notwendig.
❖ Bei spezifischen Kniegelenksproblemen (z.B. einer starken Arthrose) kann die Dehnung in Ausnahmefällen leichte Schmerzsymptome verursachen. Hier bietet sich als Alternative die stehende Variante II oder die Übung der strukturellen Verlängerung an.

— Empfehlenswerte Dehntechniken
❖ Passiv statische Dehnung → gut
❖ Postisometrische Relaxation mit Partner → sehr gut

— Muskelstatus

Abb. 5.20b (Neutral-Null-Werte)
 50– 80° ungenügend
 80–100° gut
100–130° sehr gut
130°→   Hypermobilität

Die Testperson liegt auf dem Rücken, beide Beine sind gestreckt. Ein Partner führt das entspannte Dehnbein gestreckt (!) nach oben (Hüftgelenkflexion) bis leichte Zugschmerzen die aktive Grenze des Bewegungsraumes anzeigen.

Für den Untersuchenden ist es etwas anspruchsvoller, aber objektiv und recht aussagekräftig, an der aktiven Bewegungsraumgrenze den Punkt zu bestimmen, an dem das Becken die Flexionsbewegung mitzumachen beginnt.

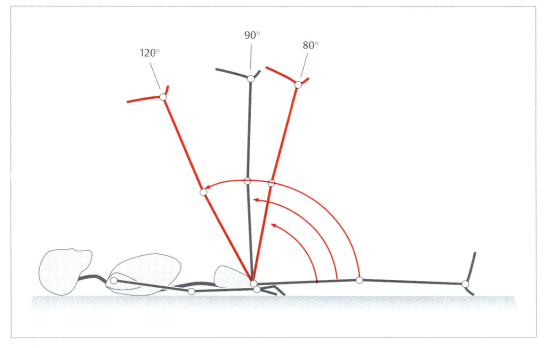

5.20 b

Zielmuskel: Mm. ischiocrurales (Variante II)

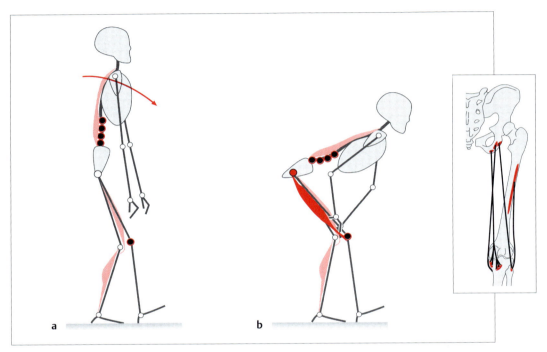

5.21

Anatomie und dehnungsspezifische Aspekte: siehe Variante I

▬ Vorgehen

Ausgangsstellung (a): Die Übung erfolgt im Stehen. Zuerst verlagert man möglichst das gesamte Körpergewicht auf das gebeugte Standbein. Das Dehnbein wird leicht gebeugt nach vorne geführt und auf die Ferse gestellt, ohne dabei belastet zu werden. Der Fuß bleibt entspannt. Die Oberschenkel des Dehn- und Standbeins befinden sich in diesem Moment quasi parallel zueinander, um während der Dehnphase eine Beckenrotation zu verhindern.

Dehnphase (b): Zum Aufbau der Dehnung wird nun der Oberkörper einschließlich des Beckens in vollständiger Streckung nach vorne unten bewegt, bis in den Zielmuskel ein angemessener Zugschmerz auftritt. Die Hände können dabei den Oberkörper auf dem gebeugten Standbein abstützen. Durch Atmung und Konzentration wird dann die Entspannung abgewartet.

Nachdem der Zugschmerz vollständig abgeklungen ist, wird das Becken etwas weiter nach vorne gekippt, bis sich erneut ein leichter Zugschmerz einstellt. Wieder wird die Entspannung abgewartet. Dies kann so oft fortgeführt werden, bis keine Entspannung mehr möglich ist.

— Schwerpunkte

- Das Standbein sollte ein gutes Gleichgewicht garantieren. Darum ist es sinnvoll, die Hände auf dem Standbein oder an einer anderen geeigneten Stelle (Zaun, Tisch etc.) abzustützen.
- Die aktive Bewegung im Becken bzw. im Sitzbein sollte gespürt und entsprechend kontrolliert werden.
- Das Becken bleibt in der Querachse stabil, d.h. keine Beckenrotation.
- Das Dehnbein darf keine Haltefunktion ausüben, also nicht belastet sein.
- Die Fußflexion darf nicht forciert werden.

— Fehlerquelle

- Wird anstelle einer Beckenkippung der Rücken gekrümmt, kommt es zu einem Zugverlust im Zielmuskel und zu einer unerwünschten Belastung der Bandscheiben und des M. multifidus.
- Eine Beckenrotation gleichzeitig mit der Rumpfflexion ergibt unfunktionelle Belastungen in der Wirbelsäule und lokale Zugverschiebungen in den Zielmuskeln.

— Zieleffizienz

Die zielgerechte Wirksamkeit ist bei guter technischer Durchführung sehr gut, vor allem für Personen mit verkürzten Mm. ischiocrurales. Ein unkontrollierter Bewegungsablauf führt jedoch schnell zu einem markanten Erfolgsverlust.

— Übungsvarianten

- Mit einer gleichzeitig ausgeführten Fußflexion kann die Wadenmuskulatur (M. gastrocnemius, M. soleus) in die Dehnung integriert werden. Insgesamt ergibt sich daraus eine intermuskuläre Dehnung der hinteren Beinmuskelkette. Dabei ist zu beachten, daß die Dehnung nicht zu intensiv ausfallen darf, sonst verliert man leicht die Kontrolle über die ischiokrurale Muskulatur.
- Die Ferse des Dehnbeines kann zusätzlich noch auf eine erhöhte Fläche gestellt werden. Dies ist vor allem für bewegliche Personen empfehlenswert.

— Vorteile

- Die Übung erbringt mit der Zeit ein gutes Körpergefühl im Beckenbereich.
- Sie kann problemlos überall angewendet werden.

— Nachteile

- Bei bestimmten Rückenproblemen muß die Übung evtl. kurzfristig ausgesetzt werden.
- Sehr bewegliche Personen haben manchmal etwas Mühe, ausreichend spürbare Zugschmerzen aufzubauen. Hier steht als Alternative die Variante I zur Verfügung.

— Empfehlenswerte Dehntechniken

- Passiv statische Dehnung → sehr gut
- Postisometrische Relaxation → sehr gut

— Muskelstatus

Siehe Variante I

Zielmuskel: M. quadriceps femoris

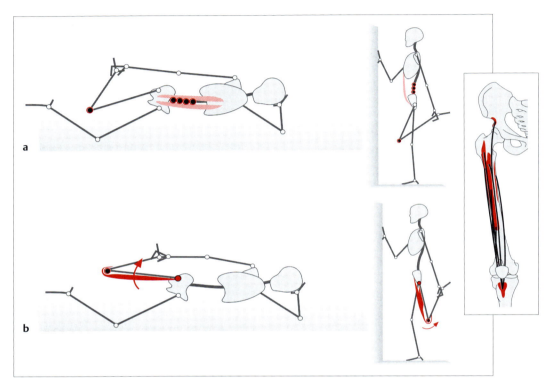

5.22 a

Anatomie

Der M. quadriceps femoris setzt sich zusammen aus dem zweigelenkigen M. rectus femoris und den eingelenkigen M. vastus medialis, M. vastus lateralis und M. vastus intermedius.

Ursprünge: Der M. rectus femoris entspringt an der Spina iliaca anterior inferior und am oberen Rand der Hüftgelenkpfanne. Die drei Mm. vasti entspringen vom lateralen, ventralen und medialen Umfang des proximalen Femurs.

Ansatz: Die vier Muskeln vereinigen sich zu einer gemeinsamen Sehne, die als Ligamentum patellae über die Patella zieht und an der Tuberositas tibiae ansetzt.

Funktion: Statisch und dynamisch spielt der M. quadriceps femoris eine wichtige Rolle. Die statische Funktion besteht darin, beim Stehen das Einknicken im Kniegelenk zu verhindern. Die dynamische Hauptaufgabe ist die Streckung des Kniegelenkes. Der M. rectus femoris dient als zweigelenkiger Muskel auch der Hüftbeugung.

▬ Dehnungsspezifische Aspekte

Der M. rectus femoris ist ein ausgesprochen gut tonisierter Muskel. Dies kann in verschiedenen Bereichen zu direkten oder indirekten Problemen führen:

❖ Ein verkürzter M. rectus femoris kann die Beckenstatik negativ beeinflussen. Das Becken wird nach vorne unten gekippt. Dies hat ungünstige Folgen auf die Lendenwirbelsäule, die dann oft eine verstärkte Tendenz zur Hyperlordose (Hohlkreuz) zeigt. Dies wirkt sich negativ auf die Belastungsfähigkeit aus.
❖ Eine Verkürzung erhöht vor allem bei dynamischer Arbeit den Anpreßdruck der Patella an den Gelenkknorpel des Femurs. Die Folge ist ein erhöhter Reibungswiderstand zwischen Patella und Femur bei gleichzeitiger Verminderung des Gelenkstoffwechsels. Dies kann bei prädisponierten Personen langfristig eine Arthrose provozieren.

Muskeluntersuchungen zeigen, daß auch bei sehr beweglichen Personen – v. a. Frauen – dieser Muskel oft verkürzt ist.

Der M. vastus lateralis erweist sich normalerweise als neutrale Muskulatur. Jedoch beobachtet man z.B. bei Frauen mit Genu valgum (x-Beine) häufig eine Tonusvermehrung. Die ungünstige Statik verursacht hier offensichtlich eine Hyperaktivität dieses Muskels.

Der M. vastus medialis zeigt sich ausgesprochen phasisch. Hier wäre eine spezifische Kräftigung empfehlenswert, da sonst die Führung der Patella aus dem Gleichgewicht gerät. Dies kann zu Schmerzen führen und langfristig eine Gonarthrose verursachen. Mit einer Führungsoptimierung der Patella durch Kräftigung und Dehnung lassen sich operative Maßnahmen häufig vermeiden.

▬ Vorgehen

Die liegende und stehende Übungsvariante laufen größtenteils identisch ab. Beschrieben wird die liegende Variante, da sie schon nach kurzer Zeit eine sehr gute Muskelisolierung und eine hervorragende Entspannung ermöglicht.

Ausgangsstellung (a): Seitenlage am Boden, der Kopf ist auf die Hand gestützt, das untere Bein etwas vorgelegt und zur Gleichgewichtssicherung leicht angewinkelt. Mit der Hand des obenliegenden Arms wird nun locker das Fußgelenk des obenliegenden Beines umfaßt. Dabei wird das Fußgelenk mit der Hand nur sanft gehalten.

Zu beachten ist, daß die Ferse während der ganzen Ausführung nie (!) mit Kraft an das Gesäß gedrückt werden darf. Im Gegenteil sollte der optimale Abstand der Ferse zum Gesäß immer eine Handbreite aufweisen.

Dehnphase (b): Die angespannte Bauchmuskulatur verhindert eine Lordosierung der Lendenwirbelsäule. Das Becken wird durch die Aktivität der Bauchmuskulatur nach vorn aufgerichtet und während der Dehndauer in dieser Haltung stabilisiert.

Nun wird der obenliegende Oberschenkel mit der ischiokruralen Muskulatur, v.a. aber mit der Gesäßmuskulatur zurückgeführt (Streckung des Oberschenkels im Hüftgelenk), bis im M. quadriceps femoris ein leichter Zugschmerz auftritt. Dieser wird bei guter Ausführung etwa in der Mitte des Oberschenkels wahrgenommen, ein Zeichen dafür, daß die Dehnung, wie angestrebt, im Muskelbauch erfolgt.

In dieser Position sollte man verweilen, bis der Zugschmerz mittels Atmung und Konzentration langsam verschwindet. Der M. rectus femoris zeigt die funktionelle Entspannung gut spürbar an.

Nach dem Auflösen der Dehnung empfiehlt es sich, den Unterschenkel 4–8 mal locker zu strecken und zu beugen, um den Stoffwechsel im Kniegelenk wieder zu aktivieren.

▬ Schwerpunkte

❖ Die Dehnung erfolgt primär via Retroversion des Dehnbeins.
❖ Die Fixierung des Beckens ist aus dehnungsspezifischen und profylaktischen Aspekten wichtig.

— Fehlerquellen

- Bei mangelnder Stabilisierung der Lendenwirbelsäule durch die Bauchmuskulatur kommt es zu einer Kompression der Bandscheiben in diesem Bereich (Hohlkreuzbildung).
- Unbedingt vermeiden sollte man, den Fuß mit Kraft gegen das Gesäß zu ziehen. Die Wahrscheinlichkeit ist groß, daß damit die Stabilität der Kniegelenkkapsel verschlechtert wird. Langfristig besteht sogar die Gefahr einer Dehnung des vorderen Kreuzbandes.
- Das Dehnbein bleibt parallel zum Boden, das Knie zeigt also nicht nach oben.

— Zieleffizienz

- Die Effizienz hängt in hohem Maße von der Qualität der Durchführung ab. Bei falscher Ausübung sinkt der Nutzen, und es werden sogar negative Wirkungen beobachtet.
- Beide Übungen eignen sich hervorragend zur funktionellen Muskelentspannung (FE), bei regelmäßiger Anwendung auch zur leichten strukturellen Verlängerung (SV) der Muskulatur.

An diesem Beispiel zeigt sich besonders deutlich, daß funktionelle Entspannung (FE) alles andere als einfach ist. Es gibt Muskeln, die nur über die Kontrolle verschiedener Bereiche zu einer guten Dehnung gebracht werden können.
Das Beherrschen dieser Übung führt zu einem verbesserten Gesamtkörpergefühl und im besonderen zu einem Gewinn an koordinativer Fähigkeit im Rumpfbereich.

— Übungsvarianten

Die Variante im Stehen ist wohl die bekannteste und die am meisten durchgeführte Dehnungsübung überhaupt.

Aufgrund der anatomischen Situation des M. quadriceps femoris und der komplexen Begleitaspekte (Rücken, Kniegelenk) muß von Veränderungen dieser Übung abgeraten werden. Vollen Nutzen wird man sowieso nur mit einer technisch adäquaten Variante erreichen können.

— Vorteil

In der Halle oder auf trockener Rasenfläche hat die Übungsvariante im Liegen gegenüber der Variante im Stehen leichte Vorteile. Die Entspannungsfähigkeit des Zielmuskels sowie die technische Gesamtausführung und die spezifische Konzentration sind besser, weil die Stabilisierung des Körpergleichgewichts keinen störenden Einfluß nimmt. (Bei schmutzigem Boden ist selbstverständlich die stehende Variante zu favorisieren.)

— Nachteile

- Die ausführungstechnischen Gesamtanforderungen sind zumindest am Anfang anspruchsvoll.
- Trotz guter technischer Ausführung können vor allem bei instabilen Kniegelenken manchmal Schmerzen auftreten. In diesem Fall ist die Alternativübung eine mögliche Lösung (SV-Methode, kniende Variante, S. 127).

- Bei Retropatellararthrose muß auf die Übung verzichtet werden, wenn dabei starke Schmerzen auftreten. Eventuell empfiehlt es sich auch, die bereits erwähnten Alternativübungen anzuwenden. (Weiche Knieunterlage bzw. Unterschenkelauflage benutzten.)

Empfehlenswerte Dehntechniken
- Aktiv statische Dehnung → sehr gut
- Postisometrische Relaxation → sehr gut

Muskelstatus

Wenn der Abstand der Ferse zum Gesäß eine Handbreite beträgt und der Rumpf und der Oberschenkel eine Gerade bilden (also 180°), so ist der M. quadriceps femoris in einem normalen Längenzustand. Stellung des Hüftgelenks (Neutral-Null-Stellung in Klammern):

140–170° (10–20° Flex.)   ungenügend
170–190° (0°)   gut
190–200° (5° Ext.)   sehr gut
200°→   (15–20° Ext.)   Hypermobilität

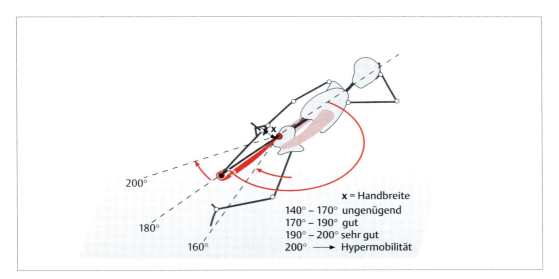

5.22 b

Zielmuskel: M. triceps surae

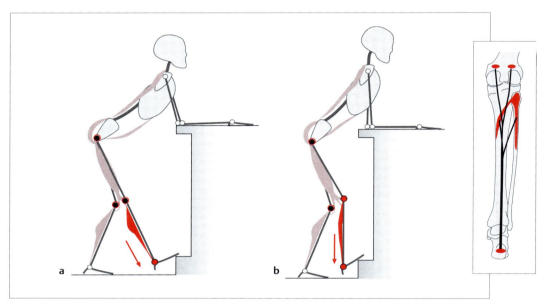

5.23

Anatomie

Die oberflächliche Muskelschicht des dorsalen Unterschenkels wird durch den M. triceps surae gebildet. Dieser Muskel besteht aus dem M. soleus, dem M. gastrocnemius und dem M. plantaris.

Ursprünge: Der M. soleus entspringt dorsal am Kopf und am oberen Drittel der Fibula, an der Linea M. solei tibiae und am Sehnenbogen zwischen dem Caput fibulae und der Tibia.
Der M. gastrocnemius entspringt mit seinem Caput mediale am Epicondylus medialis und seinem Caput laterale am Epicondylus lateralis femoris. Teile der Fasern entspringen an der Kniegelenkkapsel.

Der M. plantaris ist ein zarter Muskel; er entspringt im Bereich des Caput laterale am Epicondylus lateralis femoris und an der Kapsel des Kniegelenkes.

Ansatz: Alle drei Muskeln fließen in die Achillessehne ein, die am Tuber calcanei ansetzt.

Funktion: Der M. triceps surae ist der wichtigste Muskel für die Plantarflexion. Seine volle Wirkung erreicht er aber nur bei gestrecktem Knie, da bei der Beugung im Kniegelenk der mehrgelenkige M. gastrocnemius bereits eine geringere Spannung und dadurch eine verminderte Kontraktionskraft besitzt. Der M. triceps surae gilt daneben als stärkster Supinator im unteren Sprunggelenk. Der M. gastrocnemius beugt zusätzlich noch das Kniegelenk.

Dehnungsspezifische Aspekte

Beim Dehnen der Wadenmuskulatur geht es primär um den M. soleus und den M. gastrocnemius. Beide Muskeln neigen zu Verspannungen und können gleichmäßig oder – was oft vorkommt – ungleich verkürzt sein. Diese differenzierten Verkürzungsbilder können zu voneinander verschiedenen Problemen führen, verlangen dementsprechend zwei unterschiedliche Dehnübungen.

Gleichmäßig vorhandene Verkürzungen der Muskeln führen primär zu einer Überbelastung der Achillessehne. In der Folge kann es zu Achillessehnenreizungen oder sogar zu Achillessehnenabrissen kommen. Bei ausgeprägter Verkürzung einer der beiden Muskeln werden eher Muskelrisse provoziert.

Diese unterschiedlichen Verkürzungsformen werden durch die Morphologie des M. triceps surae mit seiner spezifischen Faserstruktur und seiner Leistungsverteilung unterstützt. Der M. gastrocnemius – als oberflächliche Einheit – ist bei Maximal- und Schnellkraftübungen zuständig. Er weist eine höhere Kontraktionskraft auf, da seine mehrheitlich weißen, dicken und schnellen Fasern ein höheres Kraftpotential entwickeln können. Der M. soleus besteht überwiegend aus roten, dünnen und langsamen Fasern, die aufgrund ihrer mitochondrialen Kapazität und dickeren Kapillargefäßen primär für Ausdauerbeanspruchungen geeignet sind. Daraus könnte man ableiten, das bei Schnellkraftsportler vor allem der M. gastrocnemius gedehnt werden müßte, während bei Ausdauerathleten in erster Linie der M. soleus zu dehnen wäre. Praktische Erfahrungen bestätigen dies teilweise. Aus biomechanischer Sicht kommt folgender Aspekt hinzu: der eher ungünstige Fußhebel mit einem langen Vor- und einem kurzen Rückfuß.

Der Anatomie entsprechend muß bei der Dehnung des M. gastrocnemius das Kniegelenk weitgehend gestreckt sein. Bei der Dehnung des M. soleus hingegen ist es gebeugt. In beiden Fällen gehört zur optimalen Dehnung zusätzlich eine kräftige Dorsalflexion im Sprunggelenk.

In der Vergangenheit wurde oft nur der M. gastrocnemius gedehnt und hierdurch möglicherweise eine Dysharmonie in der Muskelspannung bewirkt. Eine adäquate Dehnung des M. triceps surae sollte die anatomischen und physiologischen Gegebenheiten und vor allem die individuellen muskulären Dehnungsansprüche berücksichtigen, um Funktionsstörungen zu vermeiden.

Vorgehen

Ausgangsstellung (a): Man legt die Unterarme auf einen Zaun, einen Tisch oder ähnliches. Das Körpergewicht liegt auf den Unterarmen und dem Standbein. Die Fußspitze des Dehnbeines wird auf einen 20–40 cm hohen Gegenstand gestellt, die Ferse bleibt frei beweglich. Die Stellung im Kniegelenk (mehr gestrecktes oder mehr gebeugtes Knie) bestimmt die Zielmuskulatur.

Dehnphase (b): Nun wird die Ferse nach unten bewegt, also eine Dorsalflexion im Sprunggelenk ausgeführt, bis in der anvisierten Zielmuskulatur ein leichtes Dehngefühl auftritt. Mittels Atmung und Konzentration wird dann die Entspannung des M. soleus bzw. des M. gastrocnemius abgewartet.

Schwerpunkte

- Die Dehnung des M. soleus erreicht man mit gebeugtem, die des M. gastrocnemius mit gestrecktem Knie.
- Das Sprunggelenk ist bei beiden Dehnungen der dynamische „Sucher" der optimalen Reizzone.
- Das Körpergewicht ruht immer auf den aufgestützten Unterarmen und auf dem Standbein.

Fehlerquelle

Eine Belastung des Dehnbeines und des aufgestellten Dehnfußes beeinträchtigt den Erfolg.

Zieleffizienz

Es wird eine gewisse Erfahrung benötigt, bis die individuell optimalen Stellungen des Dehnbeines gefunden sind. Nachdem dies geschehen ist, kann die funktionelle Entspannung sehr gut und leicht spürbar erreicht werden.

▬ Übungsvarianten

Durch leichtes Verschieben der Ferse des Dehnbeines nach lateral oder medial wird die Zugwirkung im M. triceps surae entsprechend verlagert. Dies ist z.B. bei asymmetrischen Verkürzungen sinnvoll.

Falls keine Aufstützgelegenheiten vorhanden sind, können die beiden Positionen auf dem flachen Boden stehend praktiziert werden. In diesem Fall befindet sich das Dehnbein hinter dem Standbein. Für die Entspannung wäre es jedoch von Vorteil, die Hand der Dehnseite an einer Wand abzustützen, um das Gleichgewicht besser zu halten.

▬ Vorteil

- Der M. triceps surae ist bei starken Belastungen häufig von Myogelosen (Muskelhärten) betroffen. Die funktionelle Entspannung eignet sich unter anderem dazu, diese Störungen zu beseitigen bzw. ihnen vorzubeugen.
- Die beschriebenen Dehnübungen können überall angewendet werden.

▬ Nachteil

Bei Einschränkungen der Beweglichkeit im Sprunggelenk wird eine adäquate Dehnung schwierig.

▬ Empfehlenswerte Dehntechniken

- Aktiv statische Dehnung → sehr gut
- Postisometrische Relaxation → sehr gut

6 Strukturelle Verlängerung der Muskulatur (SV)

Theorie

6.1 Ziel und Wirkung der strukturellen Verlängerung

Die Ursachen, die zur strukturellen Verkürzung führen, sind in Kapitel 2, S. 3–17 aufgeführt. Die physiologischen Aspekte der strukturellen Verlängerung werden in Kapitel 4.2.2, S. 37 beschrieben.

Der eigentliche Zielbereich der Methode der strukturellen Verlängerung ist die Muskelfaser. Mit spezifischen Reizen wird hierbei die Zahl der Sarkomere verändert. In stark gedehnten bzw. überdehnten Muskelfasern führen gleichzeitig anwesende Kontraktionsimpulse zu Schädigungen, die wiederum eine Zunahme von Sarkomeren provozieren (D. Morgan u.a., 1994). Vor allem im muskulotendinösen Übergang werden hierbei neue Sarkomere eingebaut. Eigenen Überlegungen zufolge wirken die intensiven Zugreize bei der strukturellen Verlängerung vermutlich auf alle Bindegewebsstrukturen des Muskels (Epi-, Peri- und Endomysium) in gleichem Maße und sichern damit den interstrukturellen Trainings- und Behandlungserfolg.

Von einer adäquaten Dehnung profitieren auch die beteiligten Sehnen, Bänder und Gelenkkapseln (interstrukturelle Reizwirkung). Diese Strukturen verändern sich zwar nicht in ihrer Länge (bzw. Weite). Aber es kommt zu einer Verbesserung im Bereich der Trophik und der Belastungsqualität.

Aufgrund der komplizierten metabolischen Vorgänge ist eine kurzfristige Modifikation der Länge nicht möglich. Ein Muskel muß über einen längeren Zeitraum hinweg (2–6 Monate) Längenreize erhalten, wobei Intensität, Dauer, Häufigkeit und Reizform eine ausschlaggebende Rolle spielen. Nur in einem solchen Fall können überhaupt sichtbare bzw. meßbare strukturelle Veränderungen auftreten. Nur muskuläre Zugbelastungen an der Grenze des Bewegungsraumes stellen adäquate Längenreize dar. Sind diese Voraussetzungen über Jahre hinweg gegeben, so wird mit dieser Methode vermutlich die stärkste Verlängerungskapazität des Muskels ausgenutzt.

Im Kunstturnen, in der rhythmischen Sportgymnastik und im Ballett wird diese Methode seit Jahrzehnten praktiziert, mit – bis heute – uneingeschränktem Erfolg.

Trotz der sehr komplexen Wirkungsweise sind die meisten Übungen zur strukturellen Verlängerung relativ einfach auszuführen. Dies privilegiert sie für die Anwendung im Alltag und vor allem auch für Jugendliche.

Eine funktionelle Entspannung wird mit dieser Methode nicht ausgelöst. Im Gegenteil bewirkt sie bei adäquater Anwendung eher eine leichte Tonisierung des Zielmuskels.

6.2 Prophylaktische Aspekte

Die interstrukturelle Wirkung der Methode der strukturellen Verlängerung verlangt auch nach einer strukturenübergreifenden Betrachtung. Bei übertriebener und unsachlicher Anwendung im Hinblick auf die trainingsphysiologischen Faktoren (Reizintensität, -dauer, -häufigkeit und -form) werden Überreizungen der mitgedehnten Sehnen und Kapselstrukturen gefördert.

Unter leistungsphysiologischen Gesichtspunkten ist es notwendig, auf die Ausgewogenheit im Zusammenspiel zwischen Muskeln, Sehnen, Bändern und Kapseln zu achten. Bei adäquater Dehnweise mit entsprechender Berücksichtigung der o.g. Faktoren, können Probleme in diesem Bereich vermieden werden. Interstrukturelle Dysharmonien erfordern differenzierte Untersuchungen von Qualität und Quantität der beteiligten Gewebe. Dehnungsqualität und -quantität sind immer individuell und sollten auch entsprechend behandelt werden. Hierzu gehört die Auswahl der am besten geeigneten Übungsvariante, die sichere Beherrschung der Ausführungstechnik und – nicht zuletzt – ein gutes Körpergefühl. Grundsätzlich bewirken höhere Reize eine stärkere, also raschere Adaption. Diese Regel findet jedoch an den persönlichen maximalen Reizschwellen ihre Grenzen.

6.3 Nutzen und Grenzen der strukturellen Verlängerung

❖ **Nutzen**
– Bei langfristiger, regelmäßiger Anwendung sind deutliche strukturelle Verlängerungen der gedehnten Muskeln möglich.
– Viele Dehnübungen wirken über mehrere Muskeln (intermuskuläre Wirkung).
– Es handelt sich um die Methode der Wahl zur Korrektur von strukturellen Verkürzungen.

- Es können sowohl inter- als auch intramuskuläre strukturelle Verkürzungen behoben werden.
- Die neuromuskulären Regulationsmechanismen werden unterstützt.
- Es kommt zu einer Stoffwechselaktivierung im Muskel, u.a. als Folge der dehnungsbedingten momentanen Zunahme der Spannung mit nachfolgender Entspannung.
- Durch Operationen, Verletzungen oder unfunktionelles Training hervorgerufene strukturelle Einbussen können gezielt und wirksam behoben werden.
- Anatomische und physiologische Kenntnisse sind keine unbedingten Voraussetzungen.
- Im Vergleich zur funktionellen Entspannung ist die strukturelle Verlängerung technisch leichter ausführbar.
- Verschiedene Synergieeffekte ergeben einen optimalen Nutzen in der Warm-up-Phase.
- Die strukturelle Verlängerung kann im Leistungsteil einer Trainingseinheit enthalten sein, z.B. in Kräftigungsübungen bei der Gymnastik.
- Jede Bewegung, die den Bewegungsraum weitgehend ausnutzt, kann zur strukturellen Verlängerung beitragen.
- Die Methode hat eine enge Verbindung zu den dynamischen Belastungen in Alltag und Sport.

❖ **Grenzen**
- Kurzfristige Erfolge sind nicht möglich (meßbare Veränderungen frühestens ab dem 2. Monat).
- Übertriebene Reizintensität, -dauer oder -haufigkeit oder eine unsachgemäße Reizform können leicht zu überschwelligen interstrukturelle Belastungen führen.
- Bei Verletzungen des aktiven und/oder passiven Bewegungsapparates muß die strukturelle Verlängerung im akuten Stadium vermieden werden. (In der subakuten Phase kann sie der Situation gemäß vorsichtig eingesetzt werden.)
- Mit maximaler oder submaximaler Reizintensität im Hinblick auf die interstrukturelle Wirkungsweise sollte nur nach einer ausreichenden Aufwärmphase gedehnt werden.

6.4 Optimaler Anwendungszeitpunkt

Die belastungsphysiologischen Aspekte der strukturellen Verlängerung setzen der Anwendung Grenzen, geben jedoch auch Hinweise auf den optimalen Zeitpunkt der Anwendung.

- Die strukturelle Verlängerung sollte im allgemeinen nur nach einer Aufwärmphase stattfinden.
- Ohne vorherige Aufwärmung empfiehlt es sich, allenfalls mit niedriger Intensität zu üben.
- Eine Integration in die zweite Hälfte des Warm up ist besonders wirksam. Hierbei ergeben sich mehrere synergistische Effekte für den nachfolgenden Leistungsbereich.
- Die strukturelle Verlängerung kann auch den eigentlichen Zielpunkt der Leistungsphase einer Trainingseinheit bilden.
- Eine ständige Präsenz von Längenreizen ist im Alltag wie im Training erstrebenswert und kann erreicht werden, indem bestimmte Bewegungen immer wieder mit einer möglichst großen Bewegungsamplitude ausgeführt werden.
- Bei stark ermüdeten Strukturen sollte auf eine strukturelle Verlängerung am besten verzichtet werden. Hier wäre höchstens eine sehr schwache Übungsintensität noch vertretbar.
- Die Methode eignet sich weniger für das Cool down.
- Verletzungen potentiell beteiligter Strukturen stellen eine Kontraindikation dar.

6.5 Dehnungstechniken

Bei der Methode der strukturellen Verlängerung existieren unterschiedliche Dehnungstechniken. Doch die Anforderungen im Alltag und im Sport sowie die physiologischen Vorgänge bei der Leistungsanpassung und metabolische Bedingungen lassen letztlich nur eine Technik übrig, die auch problemlos segmentübergreifend angewendet werden kann: *die langsame aktiv dynamische Dehnung.*

Die langsame Steigerung der Dehnung ist deshalb von Bedeutung, weil nur so die optimale Reizzone, also die lokale höchstmögliche Reizintensität sicher gefunden werden kann. Die aktiv dynamische Ausführung ist der isometrischen Dehnung vorzuziehen, weil hier-

6 Strukturelle Verlängerung der Muskulatur (SV)

durch vermehrt neuromuskuläre Stimulationen ausgelöst werden. Außerdem ermöglicht diese Dehnungsart hohe Reizintensitäten mit entsprechenden Adaptionen, ohne daß dabei das Schmerzsystem zu stark aktiviert wird.

6.5.1 Trainingsphysiologische Faktoren

Eine erfolgversprechende Anwendung der Methode ist an die adäquate Nutzung der Faktoren Reizintensität, Reizdauer, Reizhäufigkeit und Reizform gebunden. Unterschiedliche Gewichtungen dieser Faktoren sind mit leichten Qualitätseinbußen möglich. Wirkverluste lassen sich manchmal durch Steigerung einzelner Komponenten wieder ausgleichen. Beispielsweise kann eine geringere Reizintensität durch eine längere Reizdauer und eine vermehrte Reizhäufigkeit kompensiert werden. Doch ist zu beachten, daß jeder dieser Faktoren Grenzwerte aufweist, die nicht überschritten werden dürfen. Geschieht dies doch, so ist der Erfolg in Frage gestellt.

❖ **Reizintensität:** Man dehnt den Zielmuskel bzw. die Zielmuskeln bis an die Längengrenze, die sich durch leichte ziehende Schmerzen bemerkbar macht. Diese Grenze (Abb. 6.1) ist aufgrund der aktuellen Einstellung der γ-Motoneurone und der individuellen psychischen Schmerzempfindung variabel. Hierdurch ergeben sich geringe Qualitätsunterschiede ohne allzu große Bedeutung. Mit dieser Grenze wird nun dynamisch „gespielt", d.h. man geht an die Grenze heran und wieder leicht von ihr weg, man sucht sie wieder auf und verläßt sie wieder. Der Vorgang wird 4–15 mal, höchstens 20 mal wiederholt. Die sog. Intensitätswellen oder Reizwellen bewegen sich im Bereich zwischen 25 und 75% der Reizzone. Eine geringere Intensität vermindert den Adaptionserfolg, eine zu hohe Intensität kann in allen beteiligten Strukturen unerwünschte Überlastungssymptome provozieren (Abb. 6.2).

❖ **Reizdauer:** Die optimale Reizdauer liegt zwischen 10 und 30 Sekunden und sollte 60 Sekunden nicht überschreiten (Überreizungsgefahr!).

❖ **Reizhäufigkeit:** Falls möglich, sollte man mehrmals täglich üben. Trainingsreize, die seltener als 2 mal pro Woche angeboten

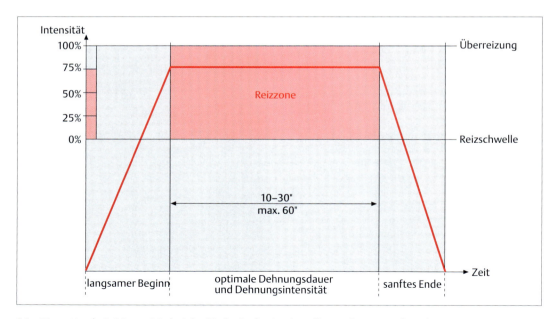

6.1 Die optimale Reizintensität bei der Methode der Strukturellen Verlängerung liegt bei ca. 75% der Reizzone

werden, bewirken keine nennenswerte Adaption mehr.
- ❖ Reizform: Das „Spielen" mit der Dehnungsgrenze sollte immer bewußt langsam ablaufen. Ruckartige Bewegungen in diesem Bereich müssen unbedingt vermieden werden, da es sonst zu Überreizungen oder sogar zu Verletzungen kommen könnte. Die wellenförmige Dehnung ist auf Abb. 6.2 dargestellt.

Bei pathologisch veränderten Strukturen sind Intensität, Dauer und Häufigkeit entsprechend zu reduzieren. Die Reizform spielt dann eine besonders wichtige Rolle.

6.6 Vorgehen

1. Vorstellung des anatomischen Verlaufs und der biomechanischen Funktion des Zielmuskels bzw. der Zielmuskeln
2. Aufsuchen der geeigneten Ausgangsposition
3. Hineingehen in die Dehnposition und Plazierung der Dehnung mit Feinschliffbewegungen im Zielmuskel bzw. in den Zielmuskeln
4. Aktivierung stabilisierender Muskeln von angrenzenden oder mitbeteiligten Körperregionen
5. Ausschalten von negativen Belastungssymptomen im Zielbereich und in den angrenzenden Strukturen
6. Aufsuchen der optimalen Reizzone mit viel Körper- und Bewegungsgefühl
7. Spiel mit der Dehngrenze über einen Zeitraum von 10–30 (maximal 60) Sekunden – bzw. 4–15 (maximal 20) Intensitätswellen – mit langsamen kontrollierten Bewegungen
8. Kontrolle der Atmung: ruhiges Einatmen am Minimum der Reizwelle, Ausatmen zum Zeitpunkt der größten Intensität. (Andere Atmungsvarianten werden im Übungsteil beschrieben.)
9. Beenden der Dehnung durch langsames Zurückkehren zur Ausgangsposition oder nach Wunsch in eine Entspannungsposition
10. Maßnahmen zur Stoffwechselaktivierung im Zielbereich und evtl. noch in den Muskeln, die stabilisierende Arbeit geleistet haben (z.B. Mobilisation)

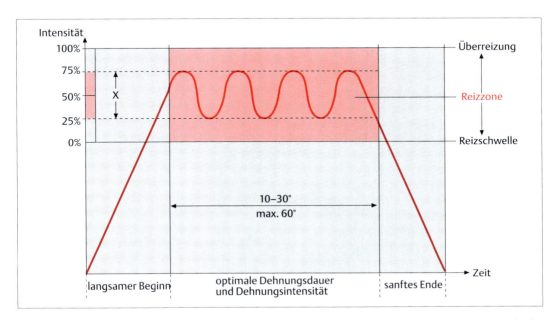

6.2 Die Reizintensität bewegt sich wellenförmig zwischen 25 und 75% der Reizzone, empfehlenswert sind 4 bis 15 Intensitätswellen (max. 20)

6.7 Ausführungsdichte in der Trainingseinheit

Grundsatz: Möglichst häufige Längenreize, vor allem bei starker Verkürzung, jedoch keine Überreizung.
Die Anzahl der Dehnungen (Reizsumme) pro Trainingseinheit richtet sich vorrangig nach den individuellen strukturellen Qualitäten und Grenzen. Bei einer sehr ausgeprägten strukturellen Verkürzung sind pro Trainingseinheit bzw. pro Tag mehrere Dehnungsreize (zwischen 20 und 100 Reize) notwendig. Diese sollten mit Kräftigungsübungen kombiniert werden, die bis an die Bewegungsraumgrenze gehen.

6.8 Ausführungshäufigkeit pro Woche

- Starke Verkürzungen erfordern tägliche Längenreize.
- Zur Prophylaxe bzw. zur Erhaltung sind adäquate Reizsummen mindestens 3 mal wöchentlich notwendig.
- Weniger als zwei Dehntrainings pro Woche sind kaum effektvoll.

6.9 Erfolgsaussichten

- Keine kurzfristigen Dehnungserfolge
- Nach 2–6 Monaten zeigen sich die ersten meßbaren Verlängerungen.
- Die ganze Kapazität der Muskelverlängerung wird erst nach mehrjähriger Anwendung ausgeschöpft (bei individueller Begrenzung).
- Intermuskuläre und interstrukturelle Wirkungsweise
- Ein adäquater Längenausgleich des Muskelsystems verbessert die Leistungsfähigkeit und beugt degenerativen Veränderungen vor.

6.10 Erfolgsdezimierung

- Falsche Übungswahl und somit keine Erreichung des Zielmuskels
- Mangelhafte Ausführungstechnik
- Reizintensität, Reizdauer und Reizhäufigkeit können zu gering sein (kein Erfolg) oder aber zu hoch (Verletzungen, Überreizungen, z.B. Tendopathien). Abweichungen vom wellenförmigen Reizverlauf beeinträchtigen ebenfalls den Effekt.
- Mechanische Einschränkungen in den passiven Strukturen
- Verletzungen der aktiven Strukturen

6.11 Dehnungsprioritäten

Grundsätzlich neigen die meisten tonischen Muskeln auch zu strukturellen Verkürzungen. Hieraus ergeben sich Dehnungsprioritäten in den entsprechenden Strukturen. Die spezifischen Verkürzungsursachen und die genetischen Anlagen prägen aber doch meist individuelle Verkürzungsmuster, die eine je eigene Gewichtung der Dehnung erfordern. Gute Dehnungsprogramme sind immer persönlich zugeschnitten und setzen darum gute Kenntnisse des Muskelstatus voraus. Manche Situationen erlauben eine Selbstdiagnose. Mit leichten Einschränkungen können hierzu die Informationen aus dem Kapitel 5 von der funktionellen Entspannung auf die strukturelle Verlängerung übertragen werden. Der erweiterte Muskelstatus bleibt aufgrund seiner Komplexität den Fachleuten vorbehalten.

6.12 Zielmuskeln der strukturellen Verlängerung (SV)

Praxis

Zielmuskeln der strukturellen Verlängerung (SV)

Grundsätzlich gilt, daß alle physiologischen Bewegungen strukturelle Verlängerungsreize bewirken können. Sie müssen nur oft genug in einem möglichst großen Bewegungsraum ausgeführt werden, also bis in die Reizzonen vordringen.

Sind an Gelenkbewegungen tonische Muskeln beteiligt, so wirken die stärksten Verlängerungsreize auf diese Muskeln, weil sie in der Regel die früheste Bewegungshemmung darstellen.

Bei Gelenkbewegungen, an denen vorwiegend phasische Muskeln beteiligt sind, können passive Strukturen (Gelenkkapsel, Bänder) mitgereizt werden und adaptieren. Dabei müssen die individuellen Grenzen dieser passiven Gelenksstrukturen beachtet und erhalten werden. Die interstrukturelle Funktionsharmonie ist ebenfalls zu berücksichtigen. Die muskuläre Bewegungsführung und -sicherung darf nicht unphysiologisch gestört werden, um die Belastung nicht von den Muskeln auf die passiven Strukturen zu verlagern.

Bei den im Folgenden beschriebenen Übungen zur strukturellen Muskelverlängerung handelt es sich ausschließlich um Muskel-Gelenk-Konstellationen mit Beteiligung tonischer Muskeln.

Auch bei der Methode der strukturellen Verlängerung können bestimmte Muskeln isoliert gedehnt werden. Oft wirken die strukturellen Dehnübungen jedoch intermuskulär. Dabei werden Muskeln mit gemeinsamer Funktion auch gemeinsam gedehnt und verlängert, ein im allgemeinen erwünschter Effekt.

❖ Vorwiegend lokale Dehnung
  – M. semispinalis (Nackenstrecker)
  – M. trapezius, Pars descendens (Kapuzenmuskel, oberer Teil)
  – M. pectoralis major (großer Brustmuskel)
  – M. quadriceps femoris (vordere Oberschenkelmuskulatur)
  – Mm. ischiocrurales (hintere Oberschenkelmuskulatur)
  – Mm. adductores (Oberschenkelanzieher)
  – M. triceps surae (Wadenmuskel)
❖ Vorwiegend intermuskuläre Dehnung
  – Mm. rotatores (Wirbeldreher)
  – M. multifidus (vielgespaltener Rückenmuskel)

  – M. erector spinae (Rückenstrecker) (Mm. ischiocrurales, M. triceps surae)

  – M. iliopsoas (Hüftlendenmuskel)
  – M. quadriceps femoris
  – M. pectineus (Kammuskel)
  – Mm. ischiocrurales

  – M. iliopsoas und M. quadriceps femoris (hinteres Bein)
  – Mm. ischiocrurales (vorderes Bein)
  – M. quadratus lumborum (viereckiger Lendenmuskel)
  – M. multifidus
  – M. erector spinae

  – Mm. adductores
  – Mm. ischiocrurales
  – M. pectineus

  – Muskeln der Planta pedis (Fußsohlenmuskeln)
  – M. triceps surae
  – Mm. peronaei (Wadenbeinmuskeln)
  – M. quadriceps femoris
  – M. erector spinae
❖ Partnerübungen mit intermuskulärer Dehnung
  – M. iliopsoas
  – M. pectineus
  – M. quadriceps femoris (Standbein)
  – Mm. ischiocrurales (vorgestrecktes Bein)

  – Mm. adductores

Zielmuskel: M. semispinalis capitis

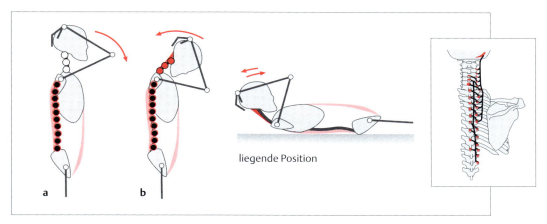

6.3

▬ Dehnungsspezifische Aspekte

Der M. semispinalis capitis ist normalerweise einer der kräftigsten Nackenmuskeln. Er wird häufig jedoch nicht belastungsadäquat gebraucht und atrophiert dann. Für chronisch wiederkehrende Verspannungen ist die Methode der funktionellen Entspannung als Primärmaßnahme geeignet. Die strukturelle Verlängerung stellt eine sehr effiziente Folgebehandlung dar. Da sie zusätzlich eine leichte Kräftigung bewirkt, ermöglicht sie weit eher den endgültigen Austeig aus einer muskulär bedingten Nackenproblematik. Durch die Kräftigung kommt es zu einem Anstieg der Reizschwelle. Die Belastbarkeit nimmt zu. Die Anfälligkeit gegenüber erneuten Verspannungen des M. semispinalis capitis wird reduziert.

Personen mit Problemen im passiven Bewegungsapparat der Halswirbelsäule ist ohne fachliche Anleitung von dieser Übung abzuraten. Dies betrifft vor allem Probleme der Bandscheiben und segmentale Instabilitäten.

▬ Vorgehen

Eine liegende und eine stehende Übungsvariante sind bekannt. Das Vorgehen ist bei beiden Varianten identisch.

Ausgangsstellung (a): Man greift mit einer Hand – Fortgeschrittene mit beiden Händen – möglichst hoch an den Hinterkopf.

Bewegungsablauf (b): Mit der Hand bzw. den Händen erzeugt man nun einen permanenten individuell dosierten Druck gegen den Hinterkopf und bewegt so den Kopf und die Halswirbelsäule allmählich nach vorne bis leicht über die spürbare Reizschwelle hinaus. In diesem Bereich erfolgen nun mit wellenförmiger Intensität Vor- und Rückwärtsbewegung des Kopfes und der Halswirbelsäule. Hierbei wird mit der Hand bzw. mit den Händen gegengehalten und so für einen ausgeglichenen Belastungsdruck gesorgt.

Aus Darstellungsgründen werden die symmetrischen Zielmuskeln einseitig gezeichnet

Schwerpunkte

- Das Suchen der individuellen Bewegungsraumgrenzen ist anfangs anspruchsvoll und erfordert Sensibilität.
- Auch das Spiel mit dieser Grenze verlangt, besonders bei diesem Zielmuskel, viel Körpergefühl.
- Die Druckintensität der Hände auf den Kopf muß der individuellen strukturellen Situation unbedingt angepaßt werden.

Fehlerquelle

- Ein gedankenloses Überschreiten der adäquaten Reizzone führt rasch zu unerwünschten Wirkungen.
- Mangelhafter Miteinbezug der Halswirbelsäule in die Dehnbewegung verlagert die Wirkung mehrheitlich in die kurzen Nackenmuskeln.

Zieleffizienz

Bei Berücksichtigung der individuellen Rahmenbedingungen ergibt diese Übung eine ausgezeichnete strukturelle Verlängerung und gleichzeitig eine leichte Kräftigung des M. semispinalis capitis.

Übungsvarianten

- Durch eine leichte Seitneigung des Kopfes können die diagonalen Anteile der Gegenseite vermehrt gedehnt werden. Dabei wird je nach Neigungswinkel des Kopfes zum Rumpf der M. levator scapulae in die Dehnung einbezogen.
- Beim M. semispinalis capitis als Zielmuskel bleibt die Brustwirbelsäule während der Ausführung stabilisiert, d. h. bei der liegenden Variante bleiben die Schulterblätter am Boden. Wird hingegen der M. semispinalis cervicis in die Zielsetzung integriert, kann nach dem beschriebenen Vorgehen in einer Zusatzbewegung die Brustwirbelsäule leicht flektiert werden.

Vorteil

Neben lokalen Verlängerungsreizen sind auch intermuskuläre Dehnungen möglich.

Nachteil

Bei pathologischen Veränderungen im passiven Bewegungsapparat – z.B. nach einem Schleudertrauma – kann diese Übung zumindest anfangs nicht empfohlen werden.

Zielmuskel: M. trapezius, Pars descendens

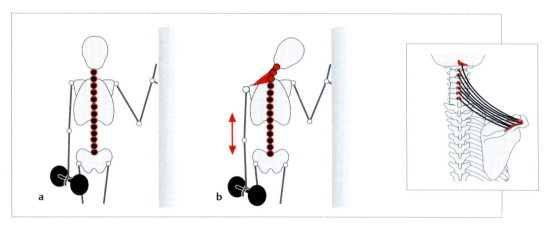

6.4

▬ Dehnungsspezifische Aspekte

Die starke Anfälligkeit für Verspannungen dieses Muskels beruht häufig auf einem Leistungsdefizit. Eine gezielte und in der Intensität etwas variierbare Kräftigungsübung, die gleichzeitig effiziente Verlängerungsreize bietet, ist vor allem in der späteren Rehabilitation zu empfehlen. Strukturelle Verlängerungsreize müssen in diesem Muskel besonders vorsichtig gesetzt werden, um nicht bereits vorhandene Verspannungen zu verschlimmern. Anfangs sollte man demnach mit sehr leichten Gewichten arbeiten. Für Frauen empfehlen sich zunächst Gewichte zwischen 5 und 8 kg, für Männer 7–10 kg. Später sind dem Leistungsstand entsprechende Belastungserhöhungen möglich.

▬ Vorgehen

Ausgangsstellung (a): Zur Dehnung der Pars descendens des rechten M. trapezius steht oder sitzt man mit aufrechtem, stabilisiertem Oberkörper und hält sich mit der linken Hand z.B. an einem Griff oder einer Stange fest. Die rechte Hand hält das gewählte Gewicht, der Arm bleibt ständig nach unten gestreckt.

Bewegungsablauf (b): Der Kopf wird langsam auf die linke Seite geneigt, wobei der Blick leicht nach vorne unten gerichtet ist. Diese Position wird während der Übung beibehalten. Durch leichte Variationen der Kopfhaltung können verschiedene Faseranteile gereizt werden. Die rechte Schulter wird nun durch das Gewicht abgesenkt, bis ein Zuggefühl in der Pars descendens anzeigt, daß die optimale Reizzone erreicht ist. Dann wird die rechte Schulter ganz leicht aktiv angehoben und wieder abgesenkt. Diese deutlich begrenzten Intensitätswellen können nun 5–12 mal wiederholt werden. Anschließend den Pars descendens zwecks Durchblutungsaktivierung einigemale gefühlvoll mobilisieren

▬ Schwerpunkte

- ❖ Das Hauptaugenmerk gilt der kleinen dosierten Schulterbewegung in der optimalen Reizzone.

- Die Kopfposition ist individuell zu bestimmen und zu variieren.

— Fehlerquelle

- Zu hoch gewählte Gewichte können Verspannungen provozieren.
- Eine zu ausgeprägte Kopfextension verlagert die Dehnwirkung in die Mm scaleni.

— Zieleffizienz

Bei guter Bewegungsqualität und angemessener Gewichtswahl handelt es sich um eine sehr wirksame Übung zur strukturellen Verlängerung mit zusätzlicher Kräftigung der Muskulatur.

— Übungsvarianten

Durch Veränderung der Kopfposition – vermehrte Flexion oder Extension – werden unterschiedliche Faseranteile der Pars descendens schwerpunktmäßig belastet. Die individuell verschiedene lokalisierten Verspannungen und Verkürzungen können relativ leicht mit Hilfe des Schmerzsystems aufgefunden werden.

— Vorteil

- Bei dieser Übung sind gezielte strukturelle Verlängerungen möglich, die auch auf einfache Weise modifiziert werden können.
- Die einseitige Anwendung dieser Übung dient der Harmonisierung von asymmetrisch ausgebildeten Veränderungen der Pars descendens.

— Nachteil

- Bei chronischen und schmerzhaften Verspannungen anfänglich nur bedingt anwendbar.
- Eine unsachgemäße Anwendung kann zu funktionellen Verspannungen führen.

Zielmuskel: M. pectoralis major

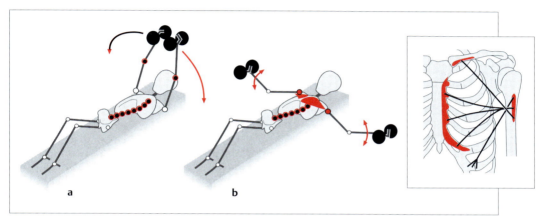

6.5

▬ Dehnungsspezifische Aspekte

Das Schultergelenk ist aufgrund der komplizierten anatomischen Verhältnisse ein zugleich empfindlich und anspruchsvolles Gelenk. Die vielfältigen und großräumigen Bewegungsmöglichkeiten dieses Gelenks stellen an die passiven Strukturen und vor allem an die zahlreichen Muskeln hohe Ansprüche. Viele Schulterprobleme werden durch degenerative Veränderungen in diesem Bereich verursacht.

Einer der kräftigsten Muskeln im Schultersystem, der oft einen hohen Grundtonus aufweist, ist der M. pectoralis major. Bei degenerativen Veränderungen führen Verspannungen und Verkürzungen dieses Muskels häufig zu Störungen des harmonisches Bewegungsablaufs. Eine physiologische Muskellänge und eine entsprechende Leistungskapazität dieses Muskels sind für die Funktion des Schultergürtels von großer Bedeutung.

Mit dieser Übung können die Länge und teilweise die Leistungsfähigkeit dieses Muskels sowie die interstrukturelle Harmonie verbessert werden.

Die Wahl der Hantelgewichte orientiert sich an der empfohlenen Belastungsdauer von 8–15 Wiederholungen und der komplexen individuellen Belastbarkeit der beteiligten aktiven und passiven Strukturen.

▬ Vorgehen

Ausgangsstellung (a): Man nimmt in jede Hand eine Kurzhantel und legt sich auf eine Flachbank. Die Handflächen zeigen nach oben. Die Füße stellt man stabil auf den Boden oder auf die Bankfläche, Bein-, Becken- und Bauchmuskeln werden angespannt.

Bewegungsablauf (b): Die Arme werden nach oben über die Brust gestreckt, wobei die Ellbogen leicht gebeugt bleiben. Nun werden die Arme in einem Bogen nach unten, Richtung Boden, bewegt. Die Ellbogen zeigen dabei weiterhin eher zum Boden. Die optimale Reizzone ist erreicht, wenn ein angenehmes Dehngefühl der Brustmuskulatur auftritt. Die Einatmung erfolgt beim Absenken des Gewichtes, die Ausatmung beim Anheben. Die Gewichte sollten so gewählt werden, daß 8–15 Wiederholungen möglich sind.

Im Gegensatz zur bekannten Kraftübung werden die empfohlenen 8–15 Wiederholungen (Intensitätswellen) nur in einem Bewegungsraum von 5–10 cm in der Reizzone ausgeführt. Bei Bedarf kann aber zwischendurch eine Wiederholung bis über die Brust eingeschaltet werden.

— Schwerpunkte

- Wichtig sind langsame, kontrollierte Bewegungen, um die Bewegungsraumgrenze mit möglichst wenig Kraftaufwand zu erreichen. Dies ist auch deshalb notwendig, damit der Streckreflex nicht zu früh aktiviert wird.
- Die Ellbogen bleiben während des gesamten Bewegungsablaufs in leicht gebeugter Stellung fixiert.

— Zieleffizienz

Es gibt mehrere Varianten des Flachbankdrückens mit Kreuzhanteln. Die beschriebene „fliegende" Übung ist zur strukturellen Verlängerung besonders geeignet, weil sie intensive Längenreize ermöglicht.

— Übungsvarianten

Die verschiedenen Varianten des Flachbankdrückens bzw. der Seilzüge lösen unterschiedliche Dehnungsreize aus. Vor allem bei der vorliegenden „fliegenden" Variante kann während der Absenkphase durch verstärkte Außenrotation der Arme der Dehnreiz qualitativ verbessert und intensiviert werden.

— Vorteil

Die Übung hat komplexe Leistungsziele bei einer interstrukturellen Wirkungsweise.

— Nachteile

- Bei Problemen im passiven Bewegungsapparat kann die Übung nur in reduziertem Maße angewendet werden oder muß sogar unterbleiben.
- Bei Verletzungen der Schultergelenkstrukturen ist die Übung wegzulassen.

Zielmuskel: M. quadriceps femoris

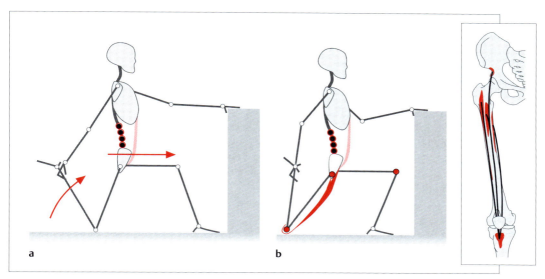

6.6

▬ Dehnungsspezifische Aspekte

Außer der allgemein bekannten Verspannungstendenz dieses Muskels zeigen sich aus unterschiedlichen Gründen (z.B. durch langes Sitzen) oft parallel auftretende strukturelle Verkürzungen. Vor allem bei ausgeprägten Verkürzungen ist es sehr empfehlenswert, neben einer regelmäßig praktizierten funktionellen Entspannung langfristig auch eine strukturelle Verlängerung anzustreben. Eine adäquate Funktion und Leistungsfähigkeit von Oberschenkel, Becken und unterem Rückenbereich verlangt nach einem entsprechend harmonischen Muskelsystem. Der M. quadriceps femoris ist ein wichtiger Garant dafür.

▬ Vorgehen

Ausgangsstellung (a): Zur Dehnung des rechten M. quadriceps femoris kniet das rechte Bein auf einer weichen Unterlage, und der Fuß des linken Beines ist ausreichend weit nach vorn gestellt. Mit der linken Hand hält man sich fest, um das Gleichgewicht zu sichern.

Bewegungsablauf (b): Die rechte Hand greift das rechte Sprunggelenk und zieht es in Richtung Gesäß, aber nicht ganz an das Gesäß heran. Anschließend schiebt man das Becken zusammen mit dem linken Oberschenkel und dem linken Knie so weit nach vorn, bis ein deutlicher Zugschmerz im rechten M. quadriceps femoris die gewünschte Reizintensität anzeigt.
    Die Verschiebung des Beckens und der Zug am rechten Sprunggelenk werden im Verlauf der Übung variiert. Empfehlenswert sind 5–12 langsame, aber intensive Intensitätswellen in der optimalen Reizzone.

— Schwerpunkte

Das Vorschieben des Beckens bzw. des Kniegelenkes und das Heranziehen des Fußes steuern die Reizintensität und erzeugen die Intensitätswellen, wobei diese Wellen eher über die Becken-Knie-Verschiebung entstehen sollten.

— Fehlerquellen

- Wird der Fuß zu stark herangezogen, führt dies zu einer Verlagerung des Dehnungsziels und evtl. zu einer unfunktionellen Belastung der passiven Kniegelenkstrukturen.
- Beim Vorschieben von Becken und Knie muß eine zu starke Hohlkreuzbildung vermieden werden.

— Zieleffizienz

Durch eine Verlagerung der Zugwirkung in Richtung Ursprung oder Ansatz ist die örtliche Plazierung der Dehnreize leicht steuerbar. Zusammen mit einer bedarfsgerechten Dosierung ergibt dies eine überdurchschnittliche Zieleffizienz.

— Übungsvarianten

Vermehrtes Vorschieben des Beckens legt den Reiz eher in Ursprungsnähe. Die Unterschenkelbewegung verlagert ihn zum Ansatz hin. Darüber hinausgehende Varianten sind nicht empfehlenswert.

— Vorteile

- Überdurchschnittlich hohe Zieleffizienz
- Die Dehnreize sind gezielt plazierbar.

— Nachteil

Bei einer Retropatellararthrose ist das Aufsetzen des Dehnbeines auf dem Knie ziemlich schmerzhaft. Um dies zu vermeiden empfiehlt sich die intermuskuläre Verlängerung von M. iliopsoas, M. quadriceps femoris, M. pectineus und der ischiokruralen Muskulatur (ev. S. Angabe) (s. S. 127).

Zielmuskel: Mm. ischiocrurales

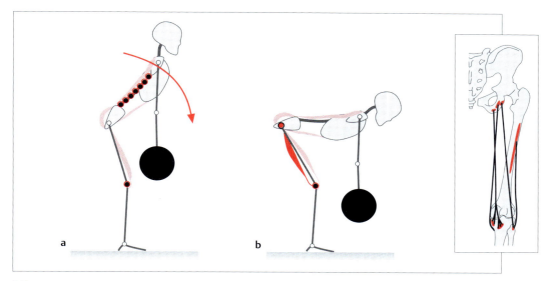

6.7

▬ Dehnungsspezifische Aspekte

Bei ausgeprägten Verkürzungen der Mm. ischiocrurales gehört die strukturelle Verlängerung zu einer erfolgreichen Behandlung. Sie ist zumindest so lange erforderlich, bis sich die Muskeln in adäquate Bewegungsräume hineindehnen lassen. Im Anschluß daran sollten regelmäßig durchgeführte Übungen dafür sorgen, daß die erzielte Muskellänge auch erhalten bleibt.

▬ Vorgehen

Ausgangsstellung (a): Man stellt sich – die Beine hüftbreit gegrätscht – vor eine Langhantel oder etwas ähnliches und hebt das Gewicht an. Da es vor allem um eine Dehnung geht, sollte das Gewicht nicht zu schwer sein und nicht zu hoch gehoben werden. Der Rücken wird durchgestreckt, die Lendenwirbelsäule leicht lordosiert und während der gesamten Ausführung so gehalten. Die Beine werden fast gestreckt und ebenfalls in dieser Position fixiert.

Bewegungsablauf (b): Nun bewegt man Langhantel und Oberkörper zusammen mit dem Becken langsam nach unten, bis an der Rückseite der Beine deutliche Zugschmerzen im Bereich der Mm. ischiocrurales die optimale Reizzone anzeigen. Anschließend werden Becken, Oberkörper und Langhantel erneut zusammen leicht angehoben, um wieder sofort in die Dehnung der ischiokruralen Muskulatur zurückzugleiten. Das einzige Gelenk, das sich dabei bewegt, ist das Hüftgelenk. Es stellt den Drehpunkt dieser Übung dar. Beim Absenken der Langhantel wird eingeatmet und beim Anheben ausgeatmet.

Je nach Kraftaufwand erfolgen 8–15 gut kontrollierte Intensitätswellen unmittelbar hintereinander. Dies wird pro Training 1–2 mal wiederholt.

▬ Schwerpunkte

- Der Rücken sollte möglichst gerade gehalten werden.
- Die Kniegelenke werden nicht bewegt.
- Man muß sich sehr gut auf die Bewegung des Beckens und den sakrolumbalen Übergang konzentrieren und diesen Bereich auch gut stabilisieren.

▬ Fehlerquellen

- Rundrücken
- Mitbewegungen des Kniegelenks

▬ Zieleffizienz

Die Übung ermöglicht eine exakte Reizsteuerung. Neben der strukturellen Verlängerung kommt es zu einer Kräftigung der Muskulatur. Diese Faktoren machen die Übung sehr effektiv.

▬ Übungsvarianten

- Man kann die Übung auch ohne Gewicht ausführen. In diesem Fall wird nur mit dem Eigengewicht des Oberkörpers belastet. Die Rumpfflexion stellt hierbei am Ende eine aktive Bewegung dar, die mit dem M. iliopsoas und dem M. rectus femoris bewirkt wird.
- Durch das einseitige Vorstellen eines Fußes (ca. 20–30 cm) können intensivere asymmetrische Reize in den Mm. ischiocrurales des vorgestellten Beins erzeugt werden. Somit sind bei Bedarf unilaterale Zielsetzungen unter einfachsten Maßnahmenkorrekturen möglich.

▬ Vorteil

- Hohe Zieleffizienz
- Dehnung und Kräftigung sind hier besonders gut in einer Übung integriert.
- Mit der Zeit erhält man ein gutes Gefühl für den Bewegungsablauf, der sich auch gut in Alltagsabläufe integrieren läßt.

▬ Nachteil

Bei extremen Verspannungen der Rückenmuskulatur und bei Bandscheibenproblemen sollte auf die Übung zumindest vorübergehend verzichtet werden.

Zielmuskel: Mm. adductores

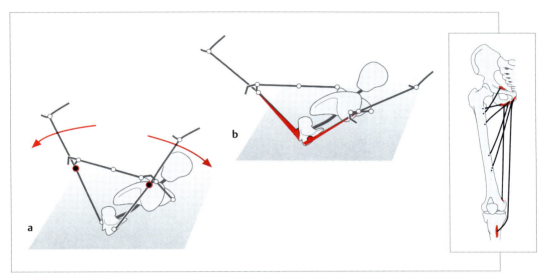

6.8

▬ Dehnungsspezifische Aspekte

Die heutige sitzende Lebensweise bietet zu wenig Reize, die eine adäquate strukturelle Länge der Mm. adductores garantieren könnten. Dies führt dazu, daß die Muskeln neben der funktionellen oft auch eine ausgeprägte strukturelle Verkürzung aufweisen, die wiederum häufig zu lokalen Reizungen und Verletzungen führen.
Um in den relativ empfindlichen Bereichen der Muskelursprünge keine Reizungen zu provozieren, wurde die hier beschriebene Übung so konzipiert, daß sie keine zu großen Dehnreize verursacht. Nach ersten Fortschritten in der Anpassung der Muskellänge kann dann zu einer intensiveren Variante gewechselt werden (siehe S. 131, 137).

▬ Vorgehen

Ausgangsstellung (a): Die Übung erfolgt in Rückenlage. Die Beine sind leicht gegrätscht und nicht ganz senkrecht nach oben gestreckt. Die Hände werden im distalen Oberschenkelbereich an der Innenseite der Beine aufgelegt.

Bewegungsablauf (b): Nun drücken die Hände die Beine langsam nach außen, bis leichte Zugschmerzen die adäquate Reizzone anzeigen. In diesem Bereich werden 10–15 langsame Intensitätswellen mit viel Gefühl für die Mm. adductores erzeugt.

▬ Schwerpunkte

❖ Der lumbale Bereich (Lendenwirbelsäule und Becken) bleibt während der Übung immer auf dem Boden.
❖ Die Bewegung sollte langsam und nie ruckartig ausgeführt werden.

— Zieleffizienz

Diese Übung bewirkt eine eher sanfte Dehnung und kann daher häufig benutzt werden, ohne daß es zu Problemen kommt. Sie ist für Anfänger, Unbewegliche, und besonders auch für Menschen mit Knieproblemen geeignet. Bei häufiger Anwendung führt sie zu einer annehmbaren Adaption der Muskulatur.

— Übungsvarianten

Die Übung kann sowohl mit durchgestreckten als auch mit leicht gebeugten Kniegelenken ausgeführt werden. Bei den beiden Varianten werden unterschiedlich spürbare Reizsignale abgegeben. Die Übung mit gestreckten Beinen bezieht den M. gracilis mehr in die Dehnung ein, der als einziger Muskel der Adduktorengruppe über das Kniegelenk zur medialen Tibiafläche führt.

Sehr unbeweglichen Personen mit stark verkürzten Mm. ischiocrurales empfiehlt sich die Variante mit leicht gebeugten Kniegelenken.

— Vorteile

Einfache Ausführung und für beinahe alle machbar.
Aufgrund der nur geringen Dehnung kommt es kaum zu Reizungen.
Gute Einstiegsvariante (Später sind manchmal intensivere Übungen notwendig).

Zielmuskeln der strukturellen Verlängerung (SV) **121**

Zielmuskel: M. triceps surae

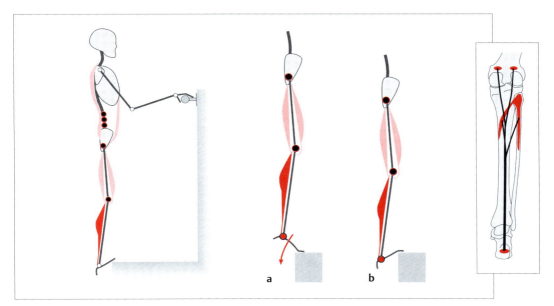

6.9

▬ Dehnungsspezifische Aspekte

Strukturelle Verkürzungen des M. triceps surae – z.B. aufgrund von hohen Schuhabsätzen – können zu Beschwerden, evtl. zu Schmerzen beim Gehen führen. Die positive Wirkung der strukturellen Verlängerung zeigt sich bei der folgenden Übung in der komplexen Zone des Sprunggelenks mit den verschiedenen dazu gehörenden Muskeln, der Achillessehne und den besonderen Belastungen ausgesetzten Bändern.

▬ Vorgehen

Ausgangsstellung (a): Man stellt sich mit einem oder mit beiden Fußspitzen auf eine Kante (z.B. einer Treppenstufe). Das Körpergewicht sollte dabei sicher, ohne Gefahr des Abrutschens getragen werden.

Bewegungsablauf (b): Mit der Kraft des M. triceps surae geht man auf die Zehenspitzen und senkt die Fersen dann langsam und kontrolliert ab, bis leichte Zugschmerzen in der Wadenmuskulatur oder im Bereich des Sprunggelenks die optimale Reizzone anzeigen. Beim Anheben der Ferse wird eingeatmet und beim Absenken ausgeatmet.

Empfohlen wird das folgende Vorgehen:

1. Einmal Anheben und Absenken
2. In der Dehnzone 3–5 leichte und kurze Intensitätswellen erzeugen
3. Wiederholung von Punkt 1
4. Wiederholung von Punkt 2
5. Insgesamt können 5–8 Wiederholungen der Vorgänge unter 1. und 2. stattfinden.

▬ Schwerpunkte

- Eine sichere Vorfußposition ist wichtig.
- Die optimale Reizzone wird im allgemeinen leicht gefunden.
- Das Spiel im Bereich der Reizzone mit kleinen Wellenbewegungen ist sehr wichtig.

▬ Fehlerquelle

Rückartiges „Heruntersausen" der Fersen

▬ Zieleffizienz

Die Zieleffizienz ist sehr gut, wenn die individuellen strukturellen Rahmenbedingungen berücksichtigt werden.

▬ Übungsvarianten

Durch Auswärts- oder Einwärtsstellen der Füße werden laterale bzw. mediale Zugrichtungen im Sprunggelenk und in der Wadenmuskulatur bewirkt. Dies sollte auch tatsächlich als Variation verstanden werden. Außer bei spezifischen medialen oder lateralen Defiziten sollte die Position mit praktisch parallel gesetzten Füßen bevorzugt werden.

Erfolgt die Übung mit durchgestreckten Kniegelenken, kommt es primär zu einer Dehnung des M. gastrocnemius. Bei gebeugten Kniegelenken treten die Verlängerungsreize vor allem im M. soleus auf. Mit diesen Variationen lassen sich also Schwerpunkte in den einzelnen Muskelanteilen setzen.

▬ Vorteile

- Einfach und überall durchführbare Übung
- Gute interstrukturelle Wirkung

▬ Nachteil

Nach Verletzungen im Sprunggelenk ist Vorsicht geboten. Manchmal kann die Übung dann nur unter fachlicher Anleitung angewendet werden.

Zielmuskeln der strukturellen Verlängerung (SV) **123**

Zielmuskel: Mm. rotatores, M. multifidus

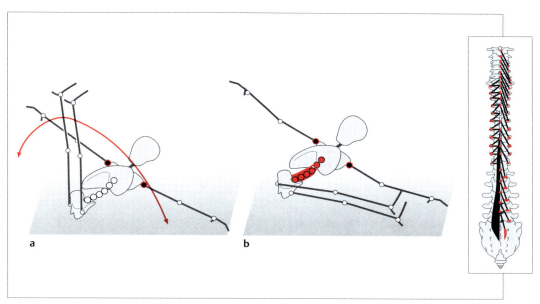

6.10

▬ Dehnungsspezifische Aspekte

Diese Übung ist eine effiziente Kräftigungsübung für die inneren (tiefen) und äußeren (oberflächlichen) schrägen Bauchmuskeln.

Die wirbelsäulennahe Muskulatur, der M. multifidus und die Mm. rotatores, werden ebenfalls gekräftigt und – bei richtiger Ausführung – sehr gut strukturell verlängert. Diese Muskeln besitzen eine große Bedeutung. Aufgrund ihrer engen anatomischen Beziehung zu den Gelenken besitzen sie eine wichtige Funktion in der Segmentstabilisation und sind für die Feineinstellung der Wirbelsäulenbewegung verantwortlich.

Funktionelle Störungen und trophische Veränderungen des M. multifidus und der Mm. rotatores werden meistens durch Inaktivität und Belastungsmonotonien verursacht. Sie sind für viele Rückenprobleme, wie Wirbelsäuleninstabilität und -rigidität, Bandscheibenschäden und muskuläre Verspannungen mitverantwortlich.

Diese Übung eignet sich sehr gut zur funktionellen Kräftigung und strukturellen Verlängerung dieser Muskeln und führt somit zu einer harmonischen Anpassung.

▬ Vorgehen

Ausgangsstellung (a): Die Übung erfolgt in Rückenlage auf dem Boden. Die Arme sind seitwärts ausgestreckt. Die Beine werde nicht ganz senkrecht hochgehalten und dabei im Kniegelenk leicht angewinkelt. Sie sind geschlossen und bleiben es auch während der gesamten Ausführung.

Bewegungsablauf (b): Nun werden Beine und Becken, von der Rumpfmuskulatur gut kontrolliert und geführt, langsam auf eine Seite abgesenkt. Diese Bewegung wird am Ende der Wirbelsäulenrotation aktiv gestoppt. Die Grenze läßt sich deshalb leicht feststellen, weil nach ihrem Überschreiten Brustkorb und Schulter der gegenüberliegenden Seite angehoben werden. Das darf nicht geschehen; die Beine werden also jeweils gerade so weit abgesenkt, daß Brustkorb und Schultern noch am Boden bleiben können. Eine normale Rotationsfähigkeit der Wirbelsäule erkennt man daran, daß die geschlossenen Beine mit fixierten Schultern den Boden beinahe erreichen.

Empfehlenswert sind 6–14 langsame und kontrollierte Wiederholungen, abwechselnd nach links und nach rechts. Beim Absenken der Beine wird eingeatmet und beim Anheben ausgeatmet.

— Schwerpunkte

- Die Beine, speziell die Oberschenkel, müssen immer geschlossen sein und sollten nie ganz rechtwinklig zum Rumpf gehalten werden. Die Bewegungen erfolgen immer langsam und kontrolliert.
- Die Schultern bleiben stets am Boden.
- Der Bewegungsraum der Beine wird durch die Wirbelsäulenmobilität bestimmt.
- An der Grenze des Bewegungsraumes wird die Bewegungsrichtung mit Bedacht gewechselt. Man darf nie die Beine fallenlassen.
- Abweichungen des Beckens aus der Verlängerung der Wirbelsäulenachse sind zu vermeiden.

— Zieleffizienz

Die Übung bewirkt sowohl eine signifikante strukturelle Verlängerung aber auch eine Kräftigung der Zielmuskeln. Sie ist bei jedem prophylaktischen Rückentraining unverzichtbar. Daß dabei die längeren schrägen Bauchmuskeln insgesamt und deutlich mitgekräftigt werden, unterstreicht die funktionelle Bedeutung für die gesamte Rumpfmuskulatur.

— Übungsvarianten

- Für viele ist die Variante mit fast gestreckten Beinen anfangs zu schwierig. Den Kniegelenkwinkel kann man jedoch beliebig verändern, bis zu 90°. Es besteht also die Möglichkeit einer stufenlosen Einstellung der muskulären Belastung (unter Nutzung des Hebelgesetzes).
- Einige werden feststellen, daß die Beine bei fixierten Schultern unterschiedlich weit gesenkt werden können. Diagnostisch zeigt dies eine muskuläre Dysbalance u. a. des M. multifidus und der Mm. rotatores. Dieser Situation kann unilateral mit 2–4 kurzen dazwischengeschalteten Intensitätswellen im Bereich der Reizschwelle auf der Seite des dezimierten Bewegungsraums begegnet werden.

— Vorteile

- Die komplexe Wirkungsweise mit gleichzeitiger Dehnung und Kräftigung ist optimal.
- Die Übung besitzt einen ausgeprägten prophylaktischen Effekt gegen degenerativ verursachte Rückenbeschwerden.

— Nachteil

Bei Bandscheibenproblemen sollte diese Übung zumindest in der akuten und subakuten Phase unterlassen werden.

Zielmuskel: M. multifidus, M. erector spinae im Lumbalbereich (Mm. ischiocrurales und M. triceps surae bei Varianten)

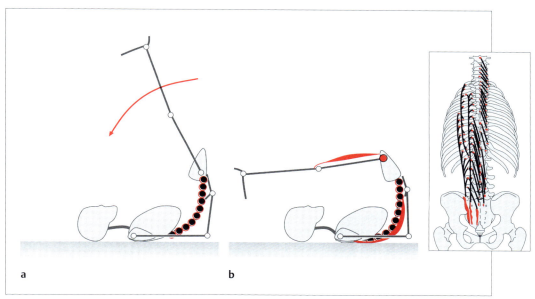

6.11

▬ Dehnungsspezifische Aspekte

Bei dieser Übung können mit geringen Variationen unterschiedliche Schwerpunkte gesetzt werden. In Abhängigkeit vom Kniegelenkswinkel verändert sich der Einfluß auf die Mm. ischiocrurales. Wird das Becken mehr in die Bewegung einbezogen, spricht sie stärker den M. multifidus und M. erector spinae an.

Zu beachten ist dabei immer die besondere leistungsphysiologische Situation des M. multifidus. Seine natürlich hohe muscle stiffness (Muskelsteifheit) und die vorprogrammierte Aktivierung (die sog. Muskelrekrutierung) kennzeichnen seine wichtigen Aufgaben im Gelenkschutz und bei der Wirbelsäulenstabilität. Die Funktionsfähigkeit dieses lokalen Muskels würde durch eine starke Dehnung beeinträchtigt werden. Zusätzlich erschwerend wirkt sich dabei die geringere Sensibilität des M. multifidus im Vergleich zu den anderen lumbalen Muskeln aus. Der M. multifidus gibt erst spürbare Rückmeldungen (Schmerzsymptome), wenn er bereits verspannt und überdehnt ist. Dies bedeutet jedoch nicht, daß dieser Muskel überhaupt keine Dehnungen verträgt. Man darf und soll ihn auch spezifischen Längenreizen aussetzen, aber nur in begrenztem Umfang und immer mit viel Konzentration, Gefühl und Rücksicht auf die intermuskulären Zusammenhänge. Eine kontrollierte, gleichmäßige und technisch richtige Ausführung ist hier besonders wichtig. Dabei wird auch bei kontrollierter Ausführung der globale M. erector spinae im

Aus Darstellungsgründen werden die symmetrischen Zielmuskeln einseitig gezeichnet

Lumbalbereich mitgedehnt. Dies ist aus leistungsphysiologischer Sicht, d.h. aus Gründen der lokalen und globalen Arbeitsgemeinschaft, positiv und wird zumindest von der globalen Seite her kaum problematisch sein.

— Vorgehen

Ausgangsstellung (a): Aus der Rückenlage heraus stützt man das Becken mit den Händen nach oben ab. Das Körpergewicht ruht dann vorwiegend auf der dorsalen Schulterpartie. Es darf nie auf die Halswirbelsäule verlagert werden. Die etwas abduzierten Beine werden nach oben gestreckt, aber nicht ganz senkrecht. Die Kniegelenke sind leicht gebeugt.

Bewegungsablauf (b): Nun werden die Beine langsam und kontrolliert so weit wie möglich abgesenkt. Die Position des Oberkörpers bleibt dabei unverändert. Sobald ein Dehngefühl in den Mm. ischiocrurales und in den lumbalen Rückenmuskeln auftritt, ist die optimale Reizzone erreicht. Die Dehnung kann in den Mm ischiocrurales forciert werden, indem man kurzfristig an der unteren Grenze des Bewegungsraumes verweilt und dabei die Beine im Kniegelenk aktiv ausstreckt. Die gleiche Forcierung mittels intensivierter Beckenflexion soll aus erwähnten Gründen für den M. multifidus vorsichtig ablaufen oder unterlassen werden.

Die Anzahl der Intensitätswellen sollte anfangs 4–8 auf später 10–15 gesteigert werden. Beim Absenken der Beine wird ausgeatmet, beim Hochheben eingeatmet.

— Schwerpunkte

❖ Das Körpergewicht bleibt während der gesamten Ausführung auf den dorsalen Schulterpartien.
❖ Die Beine sind fast ausgestreckt. Die Einstellung erfolgt individuell in Abhängigkeit von der ischiokruralen Dehnungskapazität.
❖ Das Schwergewicht der Dehnung kann auf den Mm. ischiocrurales oder auf der lumbalen Rückenmuskulatur liegen und ist bewußt zu wählen und auszuführen.

— Fehlerquelle

❖ Ruckartige Bewegungen können Verspannungen der Rückenmuskulatur (M. multifidus) verursachen.
❖ Beckenrotationen müssen dabei immer vermieden werden.

— Zieleffizienz

Es handelt sich um eine komplexe Übung, die vor allem bei bewußter Ausführung zu einer Entspannung und – falls notwendig – einer sehr guten Verlängerung der lumbalen Rückenmuskeln führt.

— Übungsvarianten

Durch Ausstrecken der Beine im Kniegelenk werden die Mm. ischiocrurales vermehrt gedehnt.
Eine aktive Beckenflexion in der Schlußphase der Beinabsenkung kann den Schwerpunkt der Dehnung in die lumbalen Rückenmuskeln verlagern.
In der Schlußphase des Beinabsenkens kann durch eine Plantarflexion der M. triceps surae in die Dehnung miteinbezogen werden.

— Vorteile

❖ Bei der beschriebenen Übung wird eine intermuskuläre Dehnung mit einer leichten Kräftigung der lumbalen Rückenmuskeln verbunden.
❖ Gezielte Dehnungsvariationen sind möglich.

— Nachteil

Für viele ist die Ausgangsposition ungewohnt und auch etwas unangenehm.

Zielmuskeln der strukturellen Verlängerung (SV) **127**

Zielmuskel: M. iliopsoas, M. quadriceps femoris, M. pectineus, Mm. ischiocrurales

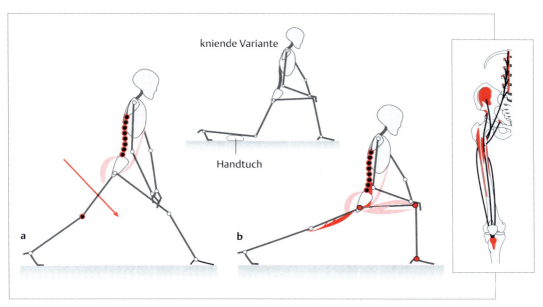

6.12

▬ Dehnungsspezifische Aspekte

Bei dieser Übung tritt ein Dehngefühl meistens zunächst nur im M. quadriceps femoris und im M. pectineus des hinteren Beines auf. Die anderen Muskeln werden zwar mitgedehnt, jedoch selten bis in spürbare Grenzbereiche – außer bei pathologischen Veränderungen.

Der M. quadriceps femoris und M. pectineus sind tonische Muskeln und für Verkürzungen sehr anfällig. Das Hauptziel dieser Dehnübung ist die Adaption, also Verlängerung dieser Muskeln und damit die Harmonisierung der interstrukturellen Systeme des gesamten Bein- und Beckenbereichs.

▬ Vorgehen

Ausgangsstellung (a): Man macht einen großen Ausfallschritt nach vorne und stützt die Arme mit den Händen auf dem Oberschenkel des vorgestellten Beines ab oder hält sich mit den Händen seitlich fest. Das nach hinten ausgestellte Bein wird im Kniegelenk so weit wie möglich gestreckt. Der Unterschenkel des vorgestellten Beines steht senkrecht, oder der Fuß wird etwas vor das Kniegelenk gestellt.

Bewegungsablauf (b): Aus dieser Position heraus senkt man das Becken in Richtung Boden, bis deutliche Zugschmerzen die optimale Reizzone anzeigen. In diesem Bereich werden 8–12 langsame, gut kontrollierte Intensitätswellen ausgeführt. Anschließend werden die Beine gewechselt und wieder 8–12 Intensitätswellen erzeugt. Insgesamt erfolgen 1–3 solche Dehnsätze in ständigem Wechsel der Beine nach jedem Satz.

▬ Schwerpunkte

- Die Ferse des nach hinten ausgestellten Beins bleibt immer vertikal.
- Die optimale Position im Ausstellschritt ist individuell zu suchen.
- Das Gleichgewicht muß gesichert sein (eher breite Fuß- und Beinstellung).

▬ Fehlerquellen

- Ein zu starkes Beugen im Kniegelenk des nach hinten ausgestellten Beines vermindert die Dehnungseffizienz.
- Ausgangsstellung und Bewegungsablauf begünstigen ein Hohlkreuz und damit eine unnötige Belastung der Lendenwirbelsäule. Zur Korrektur dient die Aktivierung der geraden Bauchmuskulatur.

▬ Zieleffizienz

Diese Übung bewirkt eine gute Dehnung und dient damit der interstrukturellen Adaption. Durch die Korrektur von Längendefiziten verbessert sie die Funktionsfähigkeit im Oberschenkel-Becken-Bereich.

▬ Übungsvarianten

Die beschriebene stehende Variante kann auch mit höher aufgesetztem Fuß (z. B. auf einer Bank) erfolgen.

Diese Übung kann – mit leichten Qualitätsverlusten – auch auf dem hinteren Bein knieend durchgeführt werden. Diese Variante ist allerdings für Personen mit einer Retropatellararthrose mitunter schmerzhaft. In einem solchen Fall hilft meistens eine Unterlage unter dem oberen Schienbeinbereich (z. B. eingerolltes Handtuch, s. Abb. 6.12), damit das Knie nicht aufliegt.

Beide Varianten sind mit deutlich nach außen versetztem vorderen Bein möglich. Dabei werden die Mm. adductores vermehrt in die Dehnung miteinbezogen.

▬ Vorteil

Für gesunde Personen ohne Gelenkbeschwerden ist dies eine sehr gute und problemlose Übung.

▬ Nachteil

Für Personen mit Problemen im Kniegelenk – vor allem einer Retropatellararthrose – ist die knieende Variante etwas günstiger, weil geringere Kräfte auf das Kniegelenk einwirken. Besteht eine Retropatellararthrose, so muß die Kniescheibe des nach hinten gestellten Beines durch eine Unterlage im proximalen Unterschenkelbereich vom Auflagedruck befreit werden.

Zielmuskel: M. iliopsoas, M. quadriceps femoris, Mm. ischiocrurales, M. quadratus lumborum, M. multifidus M. erector spinae

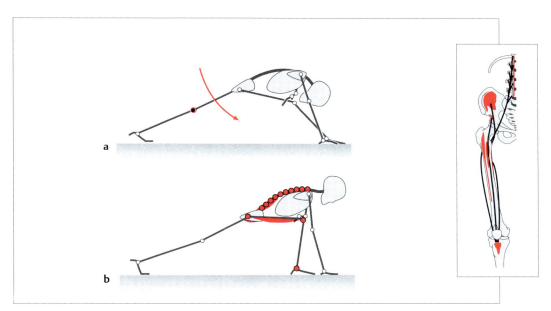

6.13

▬ Dehnungsspezifische Aspekte

Diese Übung dehnt in der Position b den M. iliopsoas und M. quadriceps femoris des nach hinten gestellten Beins. Im zweiten Teil der Bewegung v.a. in der Endstellung werden die Mm. ischiocrurales am vorgestellten Bein gedehnt. Zusätzlich ergeben sich Dehnwirkungen auf die lumbalen M. quadratus lumborum, M. multifidus und M. erector spinae. Während der Ausfürung werden der M. quadriceps femoris und die Mm glutaei des Beugebeins effizient gekräftigt.

▬ Vorgehen

Ausgangsstellung (a): Ein Bein wird etwas nach vorn gestellt, das andere Bein weit nach hinten und die dazugehörige Ferse bleibt vertikal.

Bewegungsablauf (b): Nun beugt man den Oberkörper nach vorne unten. Der Kopf ist dabei tiefer als das Becken. Man legt die Hand bzw. den Unterarm der Seite des vorderen Beines auf den Oberschenkel. Die andere Hand wird medial des vorderen Fußes auf den Boden gelegt.

Indem man nun das Kniegelenk des vorderen Beines zu beugen beginnt, wird gleichzeitig das Gesäß (Becken) zum Boden hin abgesenkt, bis eine leichte Dehnung im M. quadriceps femoris des hinteren Beines und evtl. im Ansatzbereich des M. iliopsoas das Erreichen der Reizzone anzeigt. Während der ganzen Bewegung bleiben Kopf und Schultern am gleichen Ort.

Anschließend wird das vordere Bein langsam wieder gestreckt, wobei Becken und Gesäß wieder hochgeschoben werden. Die Beinstreckung geht so weit, bis deutliche Zugschmerzen in den

Mm. ischiocrurales dieses Beines die optimale Reizzone anzeigen. Das Bein darf aber nie ganz durchgestreckt werden. In dieser Position werden auch die lumbalen Muskeln mitgedehnt, allerdings ohne deutlich spürbare Zugschmerzen. Manchmal treten dumpfe Dehngefühle auf.

Dieser komplexe Bewegungsablauf kann 8–14 mal wiederholt werden. Dann erfolgt ein Seitenwechsel. Pro Bein sind bis zu 3 Sätze empfehlenswert. In der Regel begrenzt die Ermüdung des vorgestellten Beines die Anzahl der Wiederholungen. Beim Heruntergehen wird eingeatmet und beim Hochkommen ausgeatmet.

▬ Schwerpunkte

- ❖ Eine qualitativ gute Ausführung der Bewegungen bildet die Basis des Erfolgs.
- ❖ Auf die Verschiebungen des Beckens muß besonders geachtet werden.
- ❖ Die Hände verbleiben während des gesamten Bewegungsablaufs am Boden.

▬ Zieleffizienz

Die Übung garantiert für alle Zielmuskeln eine gute bis sehr gute strukturelle Dehnungseffizienz. Die Dehnung der Mm. ischiocrurales ist besonders wirksam. Obwohl sich die Dehnung der lumbalen Rückenmuskulatur nicht so stark bemerkbar macht, stellt diese Dehnübung vermutlich eine der wenigen qualitativ akzeptablen Dehnmöglichkeiten des M. multifidus dar. Sie dehnt ihn, ohne seine physiologischen Eigenschaften (z.B. die hohe muscle stiffness) zu gefährden.

▬ Vorteile

- ❖ Komplexe Wirkungsweise mit gleichzeitiger Dehnung und Kräftigung.
- ❖ Die Übung zeigt eine gute umfassende Wirkung. Es werden besonders viele Muskeln angemessen erreicht.

▬ Nachteil

Bei bestimmten Problemen in den Kniegelenken sollte diese Übung nur unter Vorbehalt oder überhaupt nicht praktiziert werden.

Zielmuskel: Mm. adductores, Mm. ischiocrurales

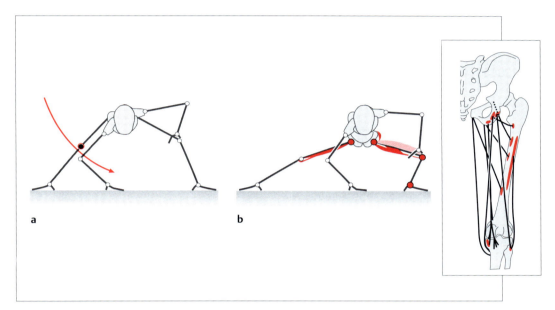

6.14

▬ Dehnungsspezifische Aspekte

Diese Übung dehnt die Mm. ischiocrurales des seitlich vorgestellten Beines und die Mm. adductores des anderen ausgestreckten Beines. Die Aufwärtsbewegung führt zusätzlich zu einer leichten Dehnung der lumbalen Rückenmuskulatur und des M. quadratus lumborum. Gleichzeitig werden der M. quadriceps femoris und die Mm. glutaei des gebeugten Beines effizient gekräftigt.

▬ Vorgehen

Ausgangsstellung (a): Man grätscht die Beine sehr breit und beugt sich nach vorne, wobei der Blick gerade nach unten gerichtet ist. Ein Bein wird etwas nach außen vorgestellt, und man legt die gleichseitige Hand auf den Oberschenkel. Die andere Hand stützt man direkt vor dem Gesicht auf dem Boden ab. Die Hände bleiben während der Bewegungen immer am selben Ort.

Bewegungsablauf (b): Nun beugt man das Kniegelenk des vorgestellten Beines und senkt das Gesäß nach hinten unten ab. Das andere Bein bleibt dabei möglichst gestreckt. Das Gesäß wird so weit gesenkt, bis gut spürbare Dehnungsreize in den Mm. adductores des seitlich ausgestreckten Beines die optimale Reizzone anzeigen.

Anschließend wird das vorgestellte Bein wieder langsam gestreckt, jedoch nicht ganz durchgestreckt. Gleichzeitig wird das Gesäß angehoben. Die Hand der Gegenseite bleibt dabei am Boden. Oberkörper und Kopf werden ebenfalls nicht bewegt. Das vorgestellte Beine wird so weit gestreckt, bis deutliche Dehnungsreize in den Mm. ischiocrurales dieses Beines die optimale Reizzone zu erkennen geben.

Diese Aufwärts- und Abwärtsbewegungen können nun fortlaufend wiederholt werden, bis der M. quadriceps femoris des vorgestellten Beines ermüdet und nach einem Seitenwechsel verlangt.

Je nach Leistungsfähigkeit der beteiligten Muskeln werden zwischen 5 und 15 Wiederholungen empfohlen sowie bis zu 3 Sätze pro Seite. Beim Heruntergehen wird eingeatmet und beim Hochkommen ausgeatmet.

— Schwerpunkte

- Eine effiziente Dehnung erfordert eine exakte Technik bei der kombinierten Bewegung von Bein und Gesäß.
- Das Bein, dessen Adduktoren gedehnt werden, sollte vor allem bei der Abwärtsbewegung aktiv gestreckt bleiben.
- Der Fuß des gestreckten Beines bleibt immer fest auf dem Boden stehen (Supinationsstellung).

— Zieleffizienz

Die Übung garantiert für beide Zielmuskelgruppen eine sehr gute strukturelle Dehneffizienz. Wirkverluste müssen höchsten überdurchschnittlich bewegliche Personen in Kauf nehmen. Hinzu kommt eine sehr gute interstrukturelle Wirkung im Oberschenkel-Becken-Bereich.

— Vorteil

Hervorzuheben ist die komplexe Wirkungsweise mit Dehnung und Kräftigung und die funktionelle Nähe zu sportspezifischen Situationen (Ski, Tennis etc.)

— Nachteil

Bei bestimmten Problemen der Knie- und Hüftgelenke kann diese Variante nur mit Vorbehalt oder überhaupt nicht praktiziert werden.

Zielmuskel: Muskeln der Planta pedis, M. triceps surae, Mm. peronaei, M. quadriceps femoris, M. erector spinae

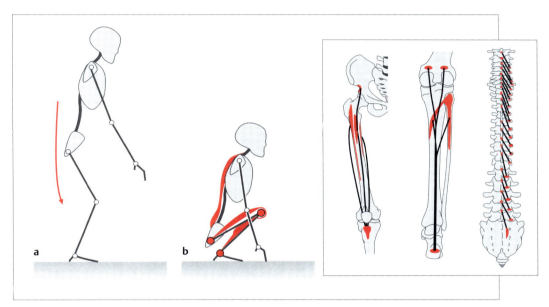

6.15

▬ Dehnungsspezifische Aspekte

Bei Naturvölkern und Bewohnern des asiatischen Raumes wird häufig noch die tiefe Entspannungshocke praktiziert. Angehörige der Industrienationen können diese Position meistens nicht mehr zur Entspannung benutzen. Sie ist teilweise sogar überhaupt nicht mehr ohne Kompensationen ausführbar. Dies liegt in einer ungünstigen Anpassung an die modernen Arbeitsprozesse, an den Sitzgewohnheiten und auch an der Schuhmode (hohe Absätze, Plateau-Sohlen).

Personen, die die Entspannungshocke auf horizontalen Flächen nicht realisieren können, sollten die folgende Übung zunächst mit einer angemessenen Fersenunterlage durchführen und diese dann im Laufe der Zeit allmählich reduzieren.

Bei enger Fußstellung werden vorwiegend der M. triceps surae mit der Achillessehne, die Mm. peronaei und die Muskeln der Planta pedis gedehnt. Bei breiter Fußstellung können die lumbalen Rückenmuskeln etwas vermehrt in die Dehnung einbezogen werden.

▬ Vorgehen

Ausgangsstellung (a): Die Übung beginnt im Stehen. Die Füße sind flach auf dem Boden und ca. 15° nach außen gewinkelt. Der Abstand zwischen den Fersen liegt je nach Beweglichkeit und Zielbereich zwischen 20 und 40 cm.

Bewegungsablauf (b): Aus dem Stand geht man langsam in die Hocke falls möglich bis auf die Fersen. Die gesamte Fußsohle bleibt dabei am Boden. Zur Gleichgewichtssicherung werden die Arme zwischen den Knien gehalten und zeigen nach vorne zum Boden. Durch abwechselndes Verschieben der Knie nach vorne wird das Becken in der Horizontalebene hin und her gedreht und die Dehnintensität in beiden Beinen abwechselnd erhöht.

Empfehlenswerte Abfolgen der Übung sind:

- 6–12 mal für 5-10 Sekunden in die Hocke gehen und dazwischen aufstehen, Lockerungsübungen einstreuen und den Gelenkstoffwechsel im Knie- und im Sprunggelenk aktivieren.
- In die Hocke gehen, 4–8 mal die Knie abwechselnd vorschieben und wieder aufstehen, lockern und den Gelenkstoffwechsel aktivieren, dieses Vorgehen 3-8 mal wiederholen.

— Schwerpunkte

- Es sollte angestrebt werden, ohne Anhebung der Fersen in die Hocke zu gehen.
- Die Sicherung des Gleichgewichts erfolgt mit den Armen.

— Zieleffizienz

Die Hocke führt zu einer sehr guten Dehnung der Muskelschlingen im Fuß-, Bein- und Rückenbereich. Hinzu kommt die Wirkung auf die passiven Strukturen in den Sprung- und Kniegelenken.

— Übungsvarianten

Bei unbeweglichen Sprunggelenken und verkürztem M. triceps surae sollte man mit Fersenunterlagen oder auf schiefen Ebenen beginnen.
Bei Gleichgewichtsproblemen kann man sich gegen eine Wand hocken oder mit den Händen z.B. an einer Stange festhalten.

— Vorteil

Es handelt sich um eine funktionsgerechte Übung mit interstruktureller Wirkungsweise.

— Nachteil

Bei Sprung- und Kniegelenkproblemen ist die Entspannungshocke nur in eingeschränktem Maße oder überhaupt nicht praktizierbar.

Zielmuskel: M. iliopsoas, M. pectineus, M. quadriceps femoris, Mm. ischiocrurales

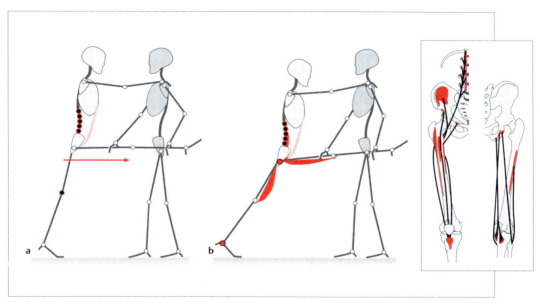

6.16

▬ Dehnungsspezifische Aspekte

Bei dieser Übung kann der Arbeitspartner die Dehnungsschwerpunkte variieren, indem er das vorgestreckte Bein des Dehnpartners in verschiedenen Höhen fixiert. Je höher das vorgestreckte Bein gehalten wird, desto intensiver werden beim Schieben des Dehnpartners die Mm. ischiocrurales gedehnt. Je tiefer sich das vorgestellte Bein während des Schiebevorgangs befindet, desto kräftiger ist die Dehnung von M. iliopsoas, M. pectineus und M. quadriceps femoris.

Die gleichzeitige Verschiebung des Körpers stellt eine sehr kontrollierte Aktion des Partners dar, der das Bein festhält. Er muß dabei langsam vorgehen, auf die Reaktionen des Dehnpartners achten, auf Wunsch sofort anhalten und die Position absichern.

▬ Vorgehen

Ausgangsstellung (a): Dehnpartner und Arbeitspartner stehen im Abstand von etwa einem Meter einander gegenüber. Der Arbeitspartner nimmt das dargebotene Bein des Dehnpartners und hält es auf einer für den Dehnpartner angenehmen Höhe (häufig parallel zum Boden). Der Dehnpartner legt seine Hände auf die Schultern des Arbeitspartners, um sein Gleichgewicht zu sichern. Der Fuß des Standbeins zeigt wie das ausgestreckte Bein nach vorne.

Bewegungsablauf (b): Nun bewegt sich der Arbeitspartner ganz langsam vom Dehnpartner weg, bis dieser ihm das Erreichen der optimalen Reizzone mitteilt. Der Arbeitspartner hält sofort an und bewirkt anschließend durch leichtes und kurzes Vorziehen und Zurückschieben des Dehnpartners 6–12 Intensitätswellen.

Beim Vorziehen atmet der Dehnpartner aus und beim Zurückschieben wieder ein. Wichtig ist eine permanente Verständigung zwischen den Partnern während dieses Vorgangs.

— Schwerpunkte

- Die Höhe des vorgestreckten Beines muß individuell bestimmt werden.
- Einfühlungsvermögen und Bewegungsqualität des Arbeitspartners sind wichtige Faktoren.
- Das Standbein des Dehnpartners sollte während der Übung möglichst immer gestreckt bleiben.

— Fehlerquelle

Zeigt der Standfuß des Dehnpartners nach außen, wird die Zugwirkung auf die Mm. adductores verlagert. Dies führt zudem zu unphysiologischen Belastungen des Kniegelenkes.

— Zieleffizienz

Die Übung bewirkt eine sehr gute strukturelle und interstrukturelle Dehnung. Sie fördert sehr praxisnah die Muskelfunktionen und ermöglicht eine gezielte Gewichtung für viele Sportarten.

— Übungsvarianten

Durch die Höhenregulierung des vorgestreckten Beines können muskuläre Schwerpunkte geschaffen werden. Diese Variationen dürfen nur nach Absprache mit dem Dehnpartner vorgenommen werden.

— Vorteile

- Überdurchschnittlich gute und funktionsgerechte interstrukturelle Dehnung
- Die Übung eignet sich gut für bereits sehr bewegliche Personen.

— Nachteil

Die Übung stellt hohe Ansprüche an die Zuverlässigkeit des Arbeitspartners und ist für Jugendliche daher nur bedingt geeignet.

Zielmuskel: Mm. adductores

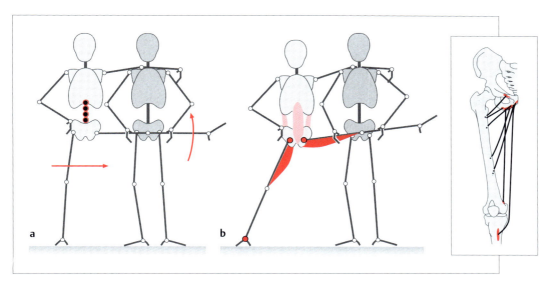

6.17

▬ Dehnungsspezifische Aspekte

Diese Übung bewirkt vor allem bei beweglichen und sehr beweglichen Personen eine deutliche strukturelle Verlängerung der Mm. adductores. Je größer die Beweglichkeit ist, desto höher muß das seitlich ausgestreckte Bein angehoben werden, um das Kniegelenk des Standbeins nicht unphysiologisch zu belasten. Ein stärkeres Anheben des seitlich ausgestreckten Beines sorgt dafür, daß sich das Standbein nicht so viel nach innen neigt.

▬ Vorgehen

Ausgangsstellung (a): Beide Partner stehen nebeneinander und blicken in die gleiche Richtung. Der Arbeitspartner nimmt das dargebotene Bein des Dehnpartners und hält es mit seinen Händen auf einer adäquaten Höhe fest. Dabei steht der Dehnpartner ohne Außenrotation des Beines gerade auf dem anderen Bein. Zur Sicherung des Gleichgewichts legt er seinen Arm um die Schultern des Arbeitspartners. Die Konzentration des Dehnpartners richtet sich auf sein Becken, das während der gesamten Übung immer gerade bleibt und vor allem keine Rotationsbewegung machen darf.

Bewegungsablauf (b): Nun bewegt sich der Arbeitspartner langsam vom Dehnpartner zur Seite weg und hebt evtl. dabei dessen Bein zusätzlich leicht an. Der Dehnpartner sollte diesen Vorgang durch entsprechende Mitteilungen steuern und vor allem das Erreichen der optimalen Reizzone genau angeben. Der Arbeitspartner stoppt daraufhin die Bewegung sofort und führt anschließend 6–12 leichte und kurze Intensitätswellen, die von einer ständigen Rücksprache begleitet werden, durch. Mit jeder Wellenspitze wird ausgeatmet, im Wellentief eingeatmet.

— Schwerpunkte

- Das Becken des Dehnpartners bleibt immer gerade.
- Das Standbein sollte möglichst wenig nach innen geneigt werden. Zum Ausgleich wird das seitlich ausgestreckte Bein weiter angehoben.
- Der Fuß des Standbeins bleibt nach vorne gerichtet. Das Bein wird also nicht nach außen rotiert.
- Der Arbeitspartner geht immer langsam und konzentriert vor. Er beachtet genau die verbalen Informationen des Dehnpartners.

— Zieleffizienz

Es handelt sich um eine sehr funktionsgerechte und effiziente Dehnübung für alle Adduktoren. Sie eignet sich vor allem auch für sehr bewegliche Personen.

— Vorteil

Hohe physiologische Dehnwirkung

— Nachteile

Die Notwendigkeit eines qualifizierten Arbeitspartners erschwert ein regelmäßiges Üben.

Für Jugendliche ist die Übung nur bedingt geeignet, weil bei unsachgemäßer und unkonzentrierter Anwendung Verletzungsgefahr besteht.

7 Mobilisation

Theorie

7.1 Ziel und Wirkung der Mobilisation

Die Mobilisation zielt hauptsächlich auf die Muskeln und die Gelenke. Bei den Gelenken sind als Teilziele die Gelenkkapsel, die Bänder und der Knorpel differenzierbar.

Die Mobilisation setzt in ihrer Wirkung unterschiedliche Schwerpunkte. Im Muskel und im Knorpel kommt es hauptsächlich zu einer Aktivierung des Stoffwechsels. In der Gelenkkapsel und in den Bändern steht die trophische Adaption im Vordergrund. In jedem Fall besitzt die Mobilisation eine ausgeprägte interstrukturelle Wirkungsweise.

Die Muskeln und Gelenke sind regelmäßig in die Mobilisation integriert. Durch Änderungen in der Ausführung ist es relativ leicht möglich, die Gewichtung vermehrt auf die Muskeln oder auf die Gelenke zu legen. Bei den Übungen, die in diesem Kapitel beschrieben werden, steht die Entspannung der Muskulatur im Vordergrund. Falls dabei gleichzeitig Reize in anderen Strukturen auftreten, ist dies oft als positiv anzusehen und wird im praktischen Teil auch erwähnt. Eine Ausnahme in der Zielsetzung stellt die Mobilisation der Brustwirbelsäule dar. Hierbei werden primär passive Strukturen angegangen. Die individuellen maximalen Mobilisationsgrenzen der Wirbelsäule müssen bei jeder Übung berücksichtigt werden (siehe dazu auch die entsprechenden Hinweise im praktischen Teil).

Verspannte Muskeln zeigen frühzeitig eine neuronale Hyperaktivität sowie eine defizitäre Stoffwechsellage (Mangel an Sauerstoff, Mineral- und Nährstoffen, evtl. auch an ATP). Durch einen niedrigen Blutdruck wird die intramuskuläre Durchblutung zusätzlich reduziert.

Fortgesetzte Bewegungen steigern die Durchblutung und führen wahrscheinlich auch zu einer Reduktion der neuromuskulären Reize. Voraussetzung hierfür ist, daß die Intensität der Bewegungen im Bereich unterhalb von 20% der maximalen Kontraktionskraft der beteiligten Muskeln liegt.

Solche Bewegungen verbessern die Nährstoffzufuhr und den Abtransport von Abbauprodukten des Stoffwechsels, was für einen verspannten Muskel von besonderer Bedeutung ist. Gleichzeitig kommt es durch die andauernden Bewegungen zu einer vermehrten Wärmebildung.

Die ruhigen, mit nur geringem Kraftaufwand durchgeführten fließenden Bewegungen beeinflussen auch die Psyche. Schon die Konzentration auf die ruhige, fließende Ausführung kann eine neuromuskuläre Entspannung bewirken.

Die metabolischen, thermischen und psychischen Aspekte bilden zusammen die Ursache dafür, daß diese Bewegungen als „Muskelweichmacher" so wirksam sind.

7.2 Prophylaktische Aspekte

Eine regelmäßig und in bezug auf Bewegungsraum und Häufigkeit der Ausführung adäquat angewandte Mobilisation schützt wirksam vor Verspannungen und Bewegungseinschränkungen. Diese ersetzt langfristig jedoch nicht die Behebung der eigentlichen Verspannungsursache (Fehlbelastung, Überlastung, etc.).
Aufgrund synergistischer Effekte kann die Verbindung mit der Methode der funktionellen Entspannung (FE) empfohlen werden.

7.3 Therapeutische Aspekte

Grundsätzlich stellt die Mobilisation eine geeignete und vielfältig einsetzbare Entspannungsmaßnahme dar. Besonders wertvoll ist sie aber bei ausgeprägten Verspannungen, die mit Entzündungssymptomen einhergehen. In einer solchen Situation führen in der Regel weder Massage noch funktionelle Entspannungsübungen zum Erfolg. Häufig werden sie gar nicht vertragen. Die Mobilisation dagegen kann fast immer auch bei massiven Einschränkungen des Bewegungsraumes – wenn nur noch minimale Bewegungen möglich sind – in entsprechend stark reduziertem Umfang durchgeführt werden. Somit stellt eine individuell angepaßt Mobilisation eine der wenigen Möglichkeiten dar, akute Beschwerden so weit zu bessern, daß intensivere Maßnahmen wieder nutzbringend eingesetzt werden können.

7.4 Nutzen und Grenzen der Mobilisation

- ❖ **Nutzen**
    - Bei adäquater Ausführung ist die Mobilisation ein wirksamer „Weichmacher" der Muskulatur.
    - Es kann eine Beruhigung der neuromuskulären Hyperaktivität erzielt werden.
    - Die Durchblutung in der Zielmuskulatur wird gefördert.

- In den beteiligten Gelenken wird der Stoffwechsel aktiviert.
- Die Mobilisation hat eine interstrukturelle Wirkungsweise.
- Es besteht die Möglichkeit, die Wirkung strukturenspezifisch zu gewichten.
- Die koordinativen Fähigkeiten und das Körper- und Bewegungsgefühl werden verbessert.
- Die Gelenke werden kaum belastet.
- Die Mobilisation ist als Therapiemaßnahme bei traumatisch bedingten Mobilitätsverlusten sehr geeignet.
- Sie kann auch in höherem Alter noch praktiziert werden.
- Es kommt zu einer raschen Entspannungswirkung nach intensiven Belastungen.
- Eine Verwendung im Cool down wird empfohlen (zum Trainingsausklang).
- Die Methode ist für die meisten Menschen lernbar.
- Ein vorheriges Aufwärmen ist nicht notwendig.

❖ **Grenzen**
- Die jeweiligen gelenkspezifischen maximalen Bewegungsräume, die sogenannten neutralen Zonen (Panjabi 1992) müssen unbedingt berücksichtigt werden.
- Bei Bandscheibenproblemen (Protrusion, Prolaps) ist die Mobilisation der betroffenen Wirbelsäulenabschnitte eher zu vermeiden.
- Die Methode stellt am Anfang teilweise recht hohe Ansprüche an die koordinativen Fähigkeiten und an das Körper- und Bewegungsgefühl.
- Eine strukturelle Verlängerung ist nicht möglich.
- Es besteht kein Kräftigungseffekt.

7.5 Vorgehen

1. Bestimmung von Zielmuskulatur und Zielgelenk
2. Aufsuchen der für die Übung günstigsten Körperposition
3. Wahl der Bewegungsart (kreisende, vertikale, horizontale oder dem Faserverlauf der Zielmuskulatur entsprechende Bewegung)
4. Bestimmung des adäquaten Bewegungsraumes
5. Auffinden der optimalen Intensität mit viel Gefühl (zwischen 0 und 20% der muskelspezifischen Maximalbelastung)
6. Festlegen der Belastungsdauer
7. Beseitigung von evtl. auftretenden Schmerzsymptomen durch Korrektur der genannten Punkte (evtl. Abbruch der Übung bei ausbleibendem Erfolg)
8. Organisation des Ablaufes der Mobilisation (Übungsreihenfolge)

7.6 Ausführungsdichte

Die Anzahl der Wiederholungen und der Sätze ist immer individuell zu bestimmen. Durchschnittlich sind ca. 10–20 Wiederholungen und bis zu 3 Sätze empfehlenswert. Bei der Festlegung spielt neben der individuellen Ausgangssituation auch die Zielsetzung (Prophylaxe, Therapie) eine Rolle.

Je nach Bedarf sollte die Mobilisation 3 mal wöchentlich bis 1 mal täglich durchgeführt werden. Bei starken Verspannungen und während einer Rehabilitation wird die Anwendung sogar mehrmals am Tag empfohlen. Die Übungen sollten mindestens so lange fortgeführt werden, bis das zu Beginn festgelegte Ziel erreicht ist.

7.7 Erfolgsaussichten

❖ Rasche Entspannung der Zielmuskulatur
❖ Unmittelbare Aktivierung des Stoffwechsels im Muskel und im Gelenk
❖ Kurzfristige Verbesserung der Koordination und des Körper- und Bewegungsgefühls
❖ Bei regelmäßiger Anwendung kann eine langfristig wirksame Muskelentspannung erreicht werden.
❖ Bei Bedarf ist langfristig eine Adaption der Bänder und der Gelenkkapsel möglich.

7.8 Erfolgsdezimierung

❖ Allgemein schlechte Entspannungsfähigkeit des Ausführenden
❖ Mangelnde Entspannungsfähigkeit des Zielmuskels
❖ Eine zu hohe Intensität verhindert die adäquate Entspannung.
❖ Ein zu großer Bewegungsraum provoziert in der Regel eine zu intensive Muskelarbeit.
❖ Gelenk- oder Muskelverletzungen können die Ausführung in Frage stellen.

7.9 Zielbereiche der Mobilisation

Praxis

Zielbereiche der Mobilisation

Alle tonisch reagierenden Muskeln haben einen mehr oder weniger großen Bedarf an Entspannung. Einige Muskeln können aber über die Mobilisation besonders gut entspannt werden, so daß hier dieser Methode eine gewisse Priorität eingeräumt werden sollte. Folgende Muskeln sind der Mobilisation gegenüber besonders zugänglich.

- M. semispinalis
- M. longissimus capitis
- M. splenius capitis
- M. levator scapulae
- M. trapezius, Pars descendens
- M. quadratus lumborum
- M. erector spinae (Lumbalbereich)
- Mm. rotatores breves und longi

Alle Gelenkverbindungen, die in ihrer Mobilität eingeschränkt sind, sollten auch mobilisiert werden. Ausnahmen sind Gelenke, die aus bestimmten Gründen im Moment oder definitiv nie mehr mobilisiert werden dürfen. Einige Gelenkverbindungen neigen – meist aufgrund degenerativer Veränderungen – vermehrt zu Mobilitätsverlusten. Hierzu gehören die:

- Wirbelsäulengelenke
- Schultergelenke
- Handgelenke
- Sprunggelenke
- Zehengelenke

Zielmuskeln: Nacken- und Rückenmuskeln im Kopfbereich

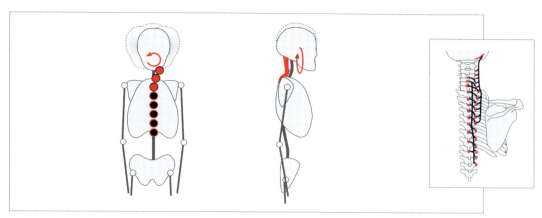

7.1

Zielgelenke: Dies ist keine *spezifische* Übung für die Gelenkmobilisation

▬ Mobilisationsspezifische Aspekte

Diese Übung dient der allgemeinen Entspannung der Kopfanteile der Nacken- und Rückenmuskulatur. Da sie nur in kleinen Bewegungsräumen abläuft, handelt es sich um eine milde, in der Regel gut verträgliche Mobilisationsübung. Ihre Ausführung unterliegt daher kaum Einschränkungen. Die Wirkung dieser Übung besteht in einer intermuskulären Entspannung.

▬ Vorgehen

Ausgangsstellung (a): Die Übung erfolgt im Sitzen oder im Stehen. Der Oberkörper wird aufrecht gehalten, jedoch nicht verkrampft. Die Schultern sind entspannt. Die Blickrichtung verläuft in der Ausgangsstellung horizontal geradeaus.

Mobilisationsphase (b): Nun werden mit dem Kopf in der Frontalebene Kreisbewegungen durchgeführt. Dabei darf man den Kopf weder stark zurücknehmen noch sehr weit nach vorne unten neigen. Es stellt eine Hilfe dar, wenn man in der Vorstellung mit der Nasenspitze einen kleinen Kreis zeichnet. Dieser Kreis sollte etwa die Größe einer Handfläche haben, maximal etwa 10–15 cm betragen.

Die Kreisbewegung wird langsam, konzentriert und entspannt ausgeführt und ca. 5–10 mal in jede Richtung wiederholt.

Das Einatmen geschieht während der Bewegung in der oberen Kreishälfte, die Ausatmung beim Durchlaufen der unteren Kreishälfte.

▬ Schwerpunkt

Die frontale Kreisbewegung sollte durch Konzentration auf die Nasenspitze kontrolliert werden.

Aus Darstellungsgründen werden die symmetrischen Zielmuskeln einseitig gezeichnet

▬ Fehlerquelle

Ein zu groß geführter Kreis kann sich ungünstig auf die passiven Strukturen auswirken und die A. vertebralis komprimieren.

▬ Zieleffizienz

Diese Mobilisationsübung bewirkt bei konzentrierter Ausführung eine gute Entspannung im gesamten Nackenbereich. Dabei ist die mechanische Belastung der Strukturen sehr gering.

▬ Vorteile

- Gute intermuskuläre Entspannung
- Bei fast allen Verspannungs-Problemen im Bereich der Nacken- und oberen Rückenmuskulatur anwendbar
- Leicht erlernbar

Zielmuskeln: M. trapezius, Pars descendens, M. semispinalis, M. longissimus capitis

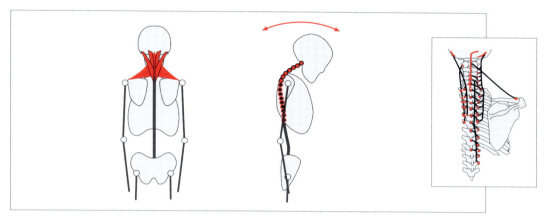

7.2

Zielgelenke: Gelenke der Halswirbelsäule – Flexion und Extension

Mobilisationsspezifische Aspekte

Die Halswirbelsäule ist nach vorne und nach hinten gut beweglich. Die 7 Halswirbel werden durch viele Bänder passiv geführt und durch zahlreiche Muskeln gesichert.

Traumatische oder degenerative Veränderungen im Bereich der Wirbelkörper, der Bandscheiben, der Bänder und Muskeln oder auch in den angrenzenden Strukturen können diese Mobilität einschränken. Bewegungsbedingte Zug- und Kompressionskräfte können auf die A. vertebralis einwirken und – in seltenen Fällen – Schwindelgefühle auslösen. Diese Aspekte müssen bei der Ausführung als begrenzende Faktoren unbedingt berücksichtigt werden. Die Respektierung der individuellen Bewegungsräume ist eine Voraussetzung für die Verträglichkeit einer Übung.

Vorgehen

Ausgangsstellung (a): Man sitzt oder steht bei dieser Übung. Der Oberkörper ist in aufrechter Position, aber nicht verkrampft. Die Schultern sind entspannt.

Mobilisationsphase (b): Nun bewegt man Kopf und Halswirbelsäule zusammen nach vorne bis leichte Dehngefühle im Nackenbereich auftreten. dann wird zuerst die Halswirbelsäule zurückgeführt und relativ bald, ohne Unterbrechung im Bewegungsfluß, der Kopf ebenfalls in geringerem Maße. Die Rückwärtsbewegung sollte nie forciert werden, und darf auf keinen Fall unangenehm oder gar schmerzhaft sein.

Das Ausmaß der Bewegung ist – innerhalb der Grenzen des Bewegungsraumes – abhängig von der Zielsetzung:

- ❖ **Gelenkmobilisation:** Maximaler Bewegungsraum, höchstens mittlere Intensität
- ❖ **Muskelentspannung:** Mittlerer bis submaximaler Bewegungsraum, minimaler Kraftaufwand

Aus Darstellungsgründen werden die symmetrischen Zielmuskeln einseitig gezeichnet

Die Bewegungen erfolgen eher langsam und fließend. Sie werden ca. 10–20 mal wiederholt. Beim Vorbeugen sollte man ausatmen, beim Rückführen einatmen.

— Schwerpunkte

Beim Ziel Muskelentspannung muß der Kraftaufwand möglichst gering gehalten werden. Der Bewegungsraum ist entsprechend reduziert.

— Fehlerquelle

- Wird die Bewegung zu stark mit dem Kopf ausgeführt, stimuliert dies anstelle der Zielmuskeln eher die Aktivität der kurzen Nackenmuskeln.
- Entspricht der Bewegungsraum nicht den individuellen Voraussetzungen, kann es zu unangenehmen Folgen kommen, und der Nutzeffekt wird aufgehoben.

— Zieleffizienz

- Bei Ausnutzung des maximalen Bewegungsraumes sind im Bedarfsfall (!) angemessene Gelenkmobilisationen möglich (Bänder, Gelenkkapsel).
- Im submaximalen bis stark reduzierten Bewegungsraum kann, mit entsprechend geringem Kraftaufwand, eine gute Entspannung der Zielmuskeln erreicht werden.

— Vorteile

- Die Übung ist auch bei akuten Verspannungsproblemen anwendbar.
- Sie aktiviert gleichzeitig den Gelenk- und den Bandscheibenstoffwechsel.

— Nachteil

In einigen Fällen (Schleudertrauma, Durchblutungsstörung) ist die Mobilisation der Halswirbelsäule nicht ohne Fachberatung zu empfehlen.

Zielmuskeln: M. trapezius, Pars descendens, M. splenius capitis

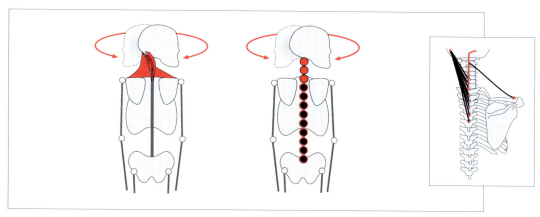

7.3

Zielgelenke: Gelenke der Halswirbelsäule – Rotation

▬ Mobilisationsspezifische Aspekte

Die Rotationsfähigkeit der Halswirbelsäule ist sehr gut. Hierbei findet die Kopfdrehung vor allem zwischen Atlas und Axis statt.

Die passiven Strukturen limitieren normalerweise nicht den Bewegungsraum. Ausnahmen sind traumatische und degenerative Veränderungen der Wirbelkörper, Bandscheiben und Bänder. Dafür macht sich die Muskelhemmung – individuell früher oder später – deutlich bemerkbar. Dies geht manchmal mit Schmerzen einher. Bei der Drehung der Halswirbelsäule können in seltenen Fällen durch Zug oder Kompression der A. vertebralis Schwindelgefühle auftreten, vor allem wenn aufgrund von Mobilitätsverlusten zwischen C3 und C7 die Rotation vorwiegend zwischen Atlas und Axis abläuft. Hierdurch entstehen in diesem Bereich weite Wege für die A. vertebralis mit den beschriebenen Belastungen in der Folge.

Diese verschiedenen Aspekte erfordern eine individuelle Anpassung der Bewegungsräume, um die Funktionsfähigkeit sicherzustellen.

▬ Vorgehen

Ausgangsstellung (a): Die Übung erfolgt im Sitzen oder Stehen. Der Oberkörper wird aufrecht gehalten und stabilisiert, aber nicht verkrampft. Die Schultern sind entspannt. Die Blickrichtung geht nach vorne und ganz leicht nach unten. Diese Kopfhaltung wird während der Ausführung der Bewegung nicht verändert.

Mobilisationsphase (b): Nun dreht man den Kopf und dabei möglichst die gesamte Halswirbelsäule zuerst nach einer Seite und dann nach der anderen.

❖ **Gelenkmobilisation:** Diese ist aus den genannten Gründen nur nach Verletzungen der Halswirbelsäule notwendig.

Aus Darstellungsgründen werden die symmetrischen Zielmuskeln einseitig gezeichnet

- **Muskelentspannung:** Submaximaler bis stark eingeschränkter Bewegungsraum, minimaler Kraftaufwand.
  Die Geschwindigkeit sollte bei einem submaximalen Bewegungsraum langsam sein. Bei einem stark reduzierten Bewegungsraum kann die Rotation etwas schneller erfolgen.
  Die Mobilitätsbewegungen werden 10–20 mal wiederholt. Bei der Bewegung nach rechts sollte man einatmen, bei der Bewegung nach links ausatmen.

Schwerpunkte

- Der Kraftaufwand für diese Bewegung ist möglichst gering zu halten.
- Der Bewegungsraum wird individuell limitiert.

Fehlerquelle

Der Kopf darf während der ganzen Bewegung nie nach hinten geführt werden.
  Zu große Bewegungsräume, mit zuviel Kraftaufwand ausgeführt, vermindern den Nutzen.

Zieleffizienz

Bei angemessenen Bewegungsräumen und geringem Kraftaufwand ist eine Entspannung der Zielmuskulatur sehr gut möglich.

Vorteile

- Auch bei akuten Verspannungsproblemen anwendbar
- Gelenk- und Bandscheibenstoffwechsel werden ebenfalls aktiviert.
- In manchen Fällen (nach Schleudertrauma, bei Durchblutungsinsuffizienz) ist die Mobilisation der Halswirbelsäule nicht ohne Fachberatung zu empfehlen.

Zielmuskeln: M. trapezius, Pars descendens, M. levator scapulae

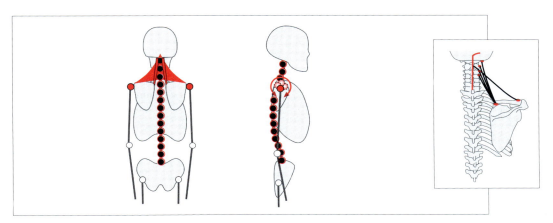

7.4

Zielgelenk: Schultergelenk

Mobilisationsspezifische Aspekte

Die spezifische Situation der Muskeln und Gelenke und, damit verbunden, die leistungsphysiologische Komplexität sind Ursachen für die etwas erhöhte Problemanfälligkeit und die Neigung zu degenerativen Entwicklungen der beteiligten Strukturen.

Im beteiligten Muskelsystem zeigen vor allem die Pars descendens des M. trapezius und der M. levator scapulae eine oft ausgeprägte Tendenz zu Verspannungen. Bei schmerzhaften Verspannungen ist die Intensität sehr gering und damit der Bewegungsraum klein zu halten, da es sonst anstelle der gesuchten Entspannung eher zu einer Zunahme der Verspannung kommen kann.

Eine Gelenkmobilisation ist dann angebracht, wenn die Beweglichkeitsverluste vorwiegend durch pathologische Veränderungen der passiven Strukturen bedingt sind.

Vorgehen

Ausgangsstellung (a): Die Übung wird im Sitzen oder im Stehen ausgeführt. Der Oberkörper ist in aufrechter, jedoch lockerer Haltung stabilisiert. Der Kopf schaut nach vorne und ganz leicht nach unten.

Mobilisationsphase (b): Mit den Schultern werden zunächst ganz kleine Kreisbewegungen ausgeführt, deren Radius allmählich gesteigert werden kann. Sobald die geringsten unangenehmen Gefühle in den Zielmuskeln auftreten, wird der Bewegungsraum wieder in einen angenehmen Bereich reduziert.

Das Vorwärtskreisen aktiviert wahrscheinlich etwas mehr den M. levator scapulae, das Rückwärtskreisen mehr die Pars descendens des M. trapezius.

❖ **Muskelentspannung:** Kleiner bis submaximaler Bewegungsraum, minimale Intensität.
Die entspannenden Mobilisationsbewegungen sind in jede Richtung ca. 8–15 mal

zu wiederholen. Die Atmung sollte dabei ruhig und gleichmäßig sein. Sie muß nicht unbedingt mit der Bewegungsgeschwindigkeit synchronisiert werden.

▬ Schwerpunkte

- ❖ Die Kreisbewegungen richten sich nach der individuellen Verträglichkeit und sind mit einem möglichst geringen Kraftaufwand auszuführen.
- ❖ Die lokale Entspannungsfähigkeit während der Übung spielt eine wichtige Rolle.

▬ Zieleffizienz

Die Gewichtung der Wirkung auf die Zielmuskulatur hängt zum Teil von der Bewegungsrichtung ab. Es ist also eine gezielte Entspannung möglich. Unabhängig von der Richtung sind jedoch bei den Kreisbewegungen immer beide Muskeln beteiligt. In jedem Fall besteht ein guter Entspannungseffekt.

▬ Vorteile

- ❖ Auch bei akuten Verspannungsproblemen anwendbar
- ❖ Unmittelbare Entspannungserfolge
- ❖ Überall im Alltag und im Sport ausführbar.

Zielgelenke: Gelenke der Brustwirbelsäule – Flexion und Extension

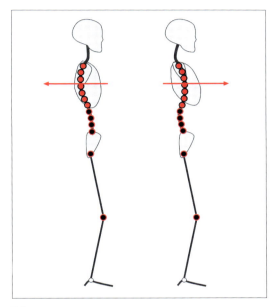

7.5

weise darauf, daß eine Hypomobilität der Brustwirbelsäule zu diskalen und ligamentären Verletzungen der Lendenwirbelsäule beiträgt (M. Th. 2, 1997).

Aufgrund ihrer Gelenkmechanik ist die Brustwirbelsäule nach vorne meistens relativ mobil. Dagegen gelingt es kaum jemandem, die Kyphose über eine Streckung hinaus zu bewegen. Trotzdem strebt die Mobilisation der Brustwirbelsäule vor allem eine Verbesserung der Extension an, die durch eine Anspannung des Kapselapparates und einiger Wirbelsäulenbänder begrenzt wird.

Die Mobilität der Brustwirbelsäule spielt für die Atmung eine wichtige Rolle. In fortgeschrittenem Alter (ca. ab 60 Jahre) ist eine forcierte Mobilisation aus mehreren Gründen allerdings nicht mehr empfehlenswert.

Diese Bewegung der Brustwirbelsäule stellt hohe Ansprüche an die koordinativen Fähigkeiten. Das Erlernen eines ökonomischen Bewegungsablaufes in diesem Bereich ist jedoch für die gesamte Wirbelsäule von großer Bedeutung.

▬ Mobilisationsspezifische Aspekte

Die muskuläre Entspannung ist kein vorrangiges Ziel dieser Mobilisationsübung. Eine Ausnahme stellt manchmal der M. erector spinae, der M. semispinalis thoracis et cervicis und der M. multifidus im Bereich Brustwirbelsäule dar.

Eine den physiologischen Normen entsprechende Gelenkmobilität ist für die Leistungsfähigkeit und für eine ausgewogene Lastverteilung über die gesamte Wirbelsäule notwendig. Bewegungseinschränkungen des Hüftgelenkes und der Brustwirbelsäulengelenke bedingen eine mechanische Überlastung der lumbalen Region. Was diese Gelenke an Beweglichkeit nicht zur Verfügung stellen, wird während der verschiedenen Bewegungsabläufe mit der Lendenwirbelsäule kompensiert. Häufig gibt es Hin-

▬ Vorgehen

Ausgangsstellung (a): Die Mobilisation wird im Sitzen oder Stehen durchgeführt. Der Oberkörper wird locker aufrecht gehalten. Die Schultern sind entspannt und bleiben es möglichst auch während der gesamten Übung.

Mobilisationsphase (b): Nun bewirkt man zuerst einen Zug in Längsrichtung der Wirbelsäule und verringert anschließend die Krümmung der Brustwirbelsäule. Das heißt, das Brustbein wird – vor allem durch die Aktivität der Rückenmuskulatur im Bereich der Brustwirbelsäule – nach vorne oben geschoben., bis leichte Widerstände der passiven Strukturen die Extension der Brustwirbelsäule begrenzen. Die Schultern werden dabei gleichzeitig zurückgeführt, ohne eine zu intensive Bewegung zu vollziehen.

Anschließend erfolgt mit Hilfe der Antigravitation und des M. rectus abdominis die Flexion der Brustwirbelsäule. Dabei wird zunehmend ein Rundrücken geformt und das Brustbein gewissermaßen in den Thorax hinein „versenkt". Es ist zu bedenken, daß auch die Flexion der Brustwirbelsäule eine Bewegungsraumgrenze aufweist, die nicht überschritten werden sollte.

Gelenkmobilisation: Maximaler Bewegungsraum, mittlere Intensität

Die fortgesetzten Mobilisationsbewegungen werden 10–20 mal langsam, fließend und konzentriert wiederholt. Während der Extension wird eingeatmet und während der Flexion ausgeatmet.

— Schwerpunkte

- Die Aktivität geht von der Rückenmuskulatur im Bereich der Brustwirbelsäule aus.
- Ein gutes Bewegungsgefühl in der Brustwirbelsäule ist für den Erfolg wichtig.

— Fehlerquelle

- Kräftige Bewegungen der Schultern zeigen eine Verfehlung der Zielsetzung an.
- Die Schultern werden nicht hochgezogen, sondern bleiben immer relativ entspannt.

— Zieleffizienz

Bei regelmäßiger Anwendung ist im Rahmen der individuellen Möglichkeiten eine rasche und kontinuierliche Verbesserung der Mobilität realisierbar.

— Vorteile

- Effiziente Mobilisierung der Brustwirbelsäule
- Sehr gute Aktivierung des Stoffwechsels der Bandscheiben und Gelenkknorpel
- Das Körper- und Bewegungsgefühl für eine immer mehr vernachlässigte Zone wird zurückgewonnen (monotone Sitzhaltung!).

— Nachteil

Ein Morbus Scheuermann kann mit dieser Übung nicht korrigiert werden.

Zielmuskel: M. erector spinae im Lumbalbereich

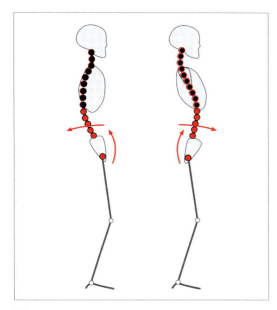

7.6

Zielgelenke: Gelenke der Lendenwirbelsäule – Flexion und Extension

— Mobilisationsspezifische Aspekte

Die Beweglichkeit der Wirbelsäulengelenke im Lumbalbereich ist individuell sehr verschieden. Normalerweise findet sich eine gute Extensionsfähigkeit. Diese kann in Abhängigkeit von der Sportart sehr groß sein und spielt z.B. im Kunstturnen und im Ballett eine wichtige Rolle. Die Mobilität nach vorne ist vergleichsweise gering. Durch unfunktionelle Bewegungsabläufe und Belastungen und als Kompensation einer hyperstabilen Brustwirbelsäule, unbeweglicher Hüftgelenke oder von Muskelverkürzungen kann die Flexionsfähigkeit unphysiologisch verändert werden.

Das Ziel der Gelenkmobilisation ist die Erarbeitung und Erhaltung individuell angemessener Bewegungsräume, wobei darauf geachtet werden muß, daß keine segmentalen Instabilitäten entstehen.

Die hier beschriebene Übung dient vorwiegend der muskulären Entspannung. Auf diesem Gebiet zeigt sie eine große Effizienz und ist aus gelenk- und muskelphysiologischen Gründen vielfach der funktionellen Entspannung vorzuziehen.

— Vorgehen

Ausgangsstellung (a): Diese Übung kann in der Lernphase auf einem Stuhl sitzend erfolgen. Später sollte sie jedoch vorzugsweise im Stehen ausgeführt werden. Der Körper wird locker aufrecht gehalten.

Mobilisationsphase (b): In der stehenden Position wird das Becken mit dem M. rectus abdominis und dem M. gluteus maximus langsam aufgerichtet. Anschließend übernehmen der M. erector spinae und der M. quadratus lumborum gemeinsam die „Kippung" des Beckens.

Muskelentspannung: Submaximaler Bewegungsraum, minimaler Kraftaufwand

Gelenkmobilisierung (nur bei Bedarf!): Maximaler Bewegungsraum, höchsten mittlere Intensität

Die Bewegungen sollten 10–20 mal wiederholt werden. Beim Beckenkippen erfolgt die Einatmung, beim Aufrichten des Beckens die Ausatmung.

— Schwerpunkte

❖ Bei jeder Zielsetzung muß die Bewegung die Grenzwerte von Bewegungsraum und Intensität einhalten.

- ❖ Die Mobilisationsbewegungen müssen ruhig, fließend und kontrolliert ausgeführt werden.

— Zieleffizienz

Eine Entspannung der Zielmuskulatur ist unmittelbar erreichbar. Eine evtl. notwendige Gelenkmobilisation braucht etwas Zeit.

Im Bereich der Lendenwirbelsäule besteht häufig ein Bedarf an Stabilisierung, der entsprechende Kräftigungsmaßnahmen erforderlich macht. Meistens sind sowohl eine Gelenkmobilisation als auch eine Muskelkräftigung notwendig.

— Vorteile

- ❖ Sehr gute Aktivierung des Stoffwechsels der Bandscheiben und Gelenkknorpel
- ❖ Günstige Wirkung auf das Körper- und Bewegungsgefühl im Lumbal- und Beckenbereich.

— Nachteil

Bei Bandscheibenproblemen ist die Übung während akuter Phasen zu unterlassen und kann anschließend evtl. unter Fachberatung wieder ins Programm aufgenommen werden.

Zielgelenke: Gelenke der Brustwirbelsäule – Seitwärtsbewegungen

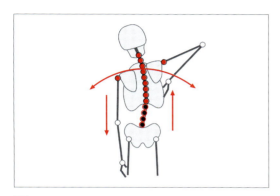

7.7

▬ Mobilisationsspezifische Aspekte

Grundsätzlich handelt es sich bei dieser Übung um eine Gelenkmobilisation. Die Muskelentspannung (M. multifidus thoracis, M. iliocostalis thoracis, M. longissimus thoracis) gilt dabei als positiver Nebeneffekt.

Die Seitwärtsneigung der Brustwirbelsäule ist gut möglich, wird jedoch im Alltag zuwenig eingesetzt. In der Regel verlagern sich Seitwärtsbewegungen unwillkürlich in den Lumbalbereich.

Ziel dieser Übung ist einerseits die Gelenkmobilisation (nur bei Bedarf!) und andererseits die Verbesserung des Bandscheibenstoffwechsels.

▬ Vorgehen

Ausgangsstellung (a): Man sitzt oder steht bei dieser Übung und der Oberkörperkörper ist in einer aufrechten, jedoch lockeren Haltung. Die Schultern sind entspannt. Der untere Teil des Rumpfes einschließlich der Lendenwirbelsäule sollte während der Ausführung stabil bleiben.

Mobilisationsphase (b): Nun neigt man den Brustbereich zur Seite, indem man die Schulter und den Arm möglichst nahe am Körper entlang nach unten schiebt. Die Schulter der Gegenseite wird hierdurch angehoben, jedoch nicht aktiviert – sie bleibt also entspannt. Der Kopf und die Halswirbelsäule werden im Rahmen der Schulterneigung entsprechend passiv mitbewegt.

Die Grenze des Bewegungsraumes wird meistens nicht sehr deutlich angezeigt. Dies darf jedoch nicht dazu veranlassen, sich mit erhöhtem Kraftaufwand möglichst stark seitwärts zu neigen. Die Übung wird anschließend auf der anderen Seite durchgeführt.

❖ **Gelenkmobilisation:** Submaximaler bis maximaler Bewegungsraum, mittlere Intensität
Die Mobilisationsbewegungen sollten 10–20 mal wiederholt werden. Bei der Rechtsneigung wird eingeatmet und bei der Linksneigung ausgeatmet.

▬ Schwerpunkte

❖ Die bewußte Verlagerung der Bewegung in den Brustbereich ist sehr wichtig.
❖ Die Lendenwirbelsäule muß stabilisiert werden, da sich sonst der Bewegungsablauf leicht in diesen Bereich verschiebt.

▬ Fehlerquelle

Verspannung der sich nach oben bewegenden Schulter

▬ Zieleffizienz

Die Übung dient sehr gut der seitlichen Mobilität der Brustwirbelsäule

▬ Vorteile

❖ Deutliche Aktivierung des Stoffwechsels der Bandscheiben und Gelenkknorpel
❖ Das Körper- und Bewegungsgefühl im Bereich der Brustwirbelsäule wird gefördert.

▬ Nachteil

Die Übung ist anfänglich nicht so leicht erlernbar.

Zielmuskeln: M. erector spinae, M. quadratus lumborum

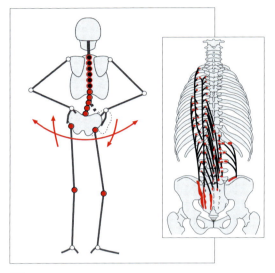

7.8

Zielgelenke: Gelenke der Lendenwirbelsäule – Seitwärtsbewegungen

— **Mobilisationsspezifische Aspekte**

Die Lendenwirbelsäule besitzt physiologischerweise eine mittelgradige Beweglichkeit zur Seite. Partielle Mobilitätsverluste innerhalb von 2–3 Wirbelsegmenten sind häufig und können zu deutlichen lokalen Funktionseinbußen führen.

Zu den primären Zielen der Gelenkmobilisation gehört neben der adäquaten Seitwärtsbewegung der Lendenwirbelsäule auch die Stoffwechselaktivierung in den am stärksten gefährdeten Bandscheiben der Wirbelsäule.

In bezug auf die Muskelentspannung scheint der M. quadratus lumborum auf diese Übung am besten anzusprechen. Seine Neigung zu einer asymmetrischen Ausprägung der Verspannungen kann mit einem guten Körpergefühl problemlos festgestellt werden. Somit würde es sich anbieten, bei der Mobilisation unilaterale Schwerpunkte zu setzen und die Verspannung also gezielt zu behandeln. Natürlich profitieren auch die anderen Zielmuskeln von der sehr entspannenden interstrukturellen Wirkung dieser Mobilitätsübung, vor allem wenn Spannungsdysharmonien vorhanden sind.

— **Vorgehen**

Ausgangsstellung (a): Man steht aufrecht mit hüftbreit gespreizten Beinen und leicht gebeugten Knien. Die Hände können seitlich auf das Becken gestützt werden.

Mobilisationsphase (b): Nun wird eine Seite des Beckens durch eine vermehrte Beugung des gleichseitigen Kniegelenkes abgesenkt. Dies erfolgt anschließend auf der anderen Seite. Die Brustwirbelsäule und die Schultern bleiben dabei gerade. Die seitlichen Bewegungen des Beckens in der Frontalebene sind fließend und gehen ohne großen Kraftaufwand bis an die muskuläre Hemmschwelle. Das Becken sollte während der Übung eher aufgerichtet sein, so daß eine leichte Abflachung der Lendenlordose besteht. Die Ausführung erfolgt mit viel Körpergefühl, das es ermöglicht, die verkürzte Seite zu spüren. Das ist die Seite, auf der das Becken weniger weit abgesenkt werden kann.

❖ **Muskelentspannung:** Submaximaler Bewegungsraum, leichte bis mittlere Intensität
Die Bewegungen werden 8–15 mal pro Seite wiederholt. Die Geschwindigkeit kann zwischen langsam und zügig variieren. Bei langsamen Bewegungen wird auf der einen

---
Aus Darstellungsgründen werden die symmetrischen Zielmuskeln einseitig gezeichnet

Seite eingeatmet, auf der anderen Seite ausgeatmet.

— Schwerpunkte

- Die etwas flach gehaltene Lendenlordose steigert den Effekt der Seitwärtsbewegung auf die Zielmuskeln, vor allem auf den M. quadratus lumborum.
- Die aktiven Kniegelenke ermöglichen eine entspannte seitliche Beckenbewegung.

— Fehlerquelle

- Der Oberkörper darf nicht mitschwingen. Die Brustwirbelsäule ist Fixpunkt.
- Das Becken darf nicht seitwärts ausschwingen.

— Zieleffizienz

Für die Zielmuskeln, vor allem für den M. quadratus lumborum, stellt diese Mobilisationsübung eine sehr gute, unmittelbar wirkende Entspannungsübung dar.

— Vorteile

Der Stoffwechsel der Bandscheiben und Gelenkknorpel wird deutlich aktiviert.

Die Übung kann überall nach Bedarf angewandt werden.

Sie fördert das so wichtige Körper- und Bewegungsgefühl im Lumbal- und Beckenbereich.

Die meist vorhandene Asymmetrie zwischen dem M. quadratus lumborum der linken und der rechten Seite kann leicht ermittelt werden.

Zielmuskeln: Mm. rotatores breves und longi, M. multifidus

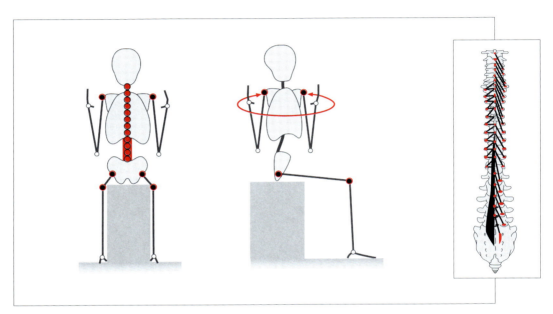

7.9

Zielgelenke: Gelenke der Brustwirbelsäule – Rotation

▬ Mobilisationsspezifische Aspekte

Die Rotationsfähigkeit ist in den verschiedenen Abschnitten ungleich groß. In der Lendenwirbelsäule beträgt sie pro Gelenkverbindung maximal 1–2 Grad (sehr untersch. Angaben in der Lit.), insgesamt also höchstens 5–10 Grad. In der Brustwirbelsäule dagegen sind die Drehbewegungen besonders gut möglich. Die Rotation wird in der Lendenwirbelsäule durch knöcherne Strukturen gehemmt, in der Brustwirbelsäule durch den straffen Kapselapparat, die Rippenkonstellation und manchmal durch degenerativ veränderte Mm. rotatores.

Im allgemeinen hat jeder Mensch aufgrund einer unterschiedlichen Benutzung ein Rotationsdefizit in eine Richtung. Diese Seitendifferenz sollte zu einem entsprechenden Schwerpunkt bei der Mobilisierung veranlassen. Ausgeprägte Drehdefizite in eine oder in beide Richtungen sollten aus funktionellen und präventiven Gründen korrigiert werden.

▬ Vorgehen

Ausgangsstellung (a): Am besten sitzt man auf einem Stuhl oder mit angewinkelten Beinen am Boden. Die Arme sind im Ellbogen gebeugt und im Schultergelenk leicht abduziert, so daß sich die Hände in der Nähe der Schulter befinden. Der

---

Aus Darstellungsgründen werden die symmetrischen Zielmuskeln einseitig gezeichnet

Oberkörper wird aufrecht gehalten, mit einem leichten Zug in Längsrichtung der Wirbelsäule nach oben. Diese Position sollte während der Ausführung möglichst nicht verändert werden.

Mobilisationsphase (b): Nun dreht man den Oberkörper und die Schultern langsam nach einer Seite, bis eine spürbare Hemmung die Bewegungsgrenze anzeigt. Anschließend erfolgt die Drehung zur anderen Seite.

Muskelentspannung: Mittlerer bis submaximaler Bewegungsraum, geringe Intensität.

Gelenkmobilisation: Submaximaler bis maximaler Bewegungsraum, submaximale Intensität.

Die Mobilisationsbewegungen sind 8–15 mal nach jeder Seite zu wiederholen. Bei der Rechtsdrehung sollte man einatmen, bei der Linksdrehung ausatmen.

— Schwerpunkte

Die axiale Streckung während der Übung verbessert den Erfolg und beugt Kompressionssymptomen vor.

— Fehlerquelle

Kompensationsbewegungen mit den Armen im Schultergelenk setzen die Wirkung herab.

— Zieleffizienz

Diese Rotationsübung stellt eine effiziente Mobilisation dar, die im physiologischen Rahmen die Funktionsfähigkeit verbessert. Sie kann sowohl einseitige als auch beidseitige Defizite im Bewegungsraum aufdecken und auch entsprechend korrigieren.

— Vorteile

- ❖ Überall und leicht umsetzbar
- ❖ Sehr gute Stoffwechselaktivierung der Bandscheiben und der Gelenkknorpel
- ❖ Auf einen einseitig eingeschränkten Bewegungsraum kann einfach mit einer entsprechenden Gewichtung der Dehnung reagiert werden.
- ❖ Bei der sitzenden Variante wird das Becken optimal fixiert.

Hinweise

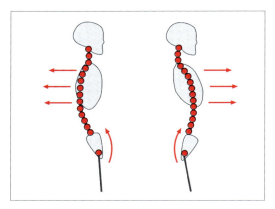

7.10

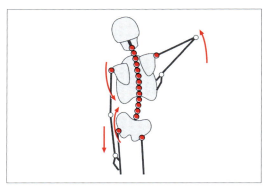

7.11

Die Flexion und Extension der Brustwirbelsäule kann mit der Flexion und Extension der Lendenwirbelsäule zu einer komplexen Wirbelsäulenmobilisation – Flexion und Extension – verbunden werden.

❖ Hauptziel ist die umfassende Aktivierung des Stoffwechsels der Bandscheiben und Gelenkknorpel im gesamten Brust- und Lendenwirbelsäulenbereich. Die allgemeine Muskelentspannung bildet ein weiteres Ziel dieser Mobilisationsübung.

❖ Die Seitwärtsbewegungen der Brust- und Lendenwirbelsäule können ebenfalls zu einer komplexen Wirbelsäulenmobilisation miteinander kombiniert werden. Auch hier stellt die Aktivierung des Stoffwechsels von Bandscheiben und Gelenkknorpel das wichtigste Ziel dar, während die allgemeine Muskelentspannung an zweiter Stelle folgt.

8 Schlußfolgerungen

In der Szene des Beweglichkeitstrainings werden nach wie vor unterschiedliche Techniken existieren. Es bleibt aber eine trainingsphysiologische Tatsache, daß für jedes spezifische Trainingsziel eine typische Methode notwenig ist, die auch einen optimalen Ziel- bzw. Nutzeneffekt beinhaltet. Personen, welche gezielte und effiziente muskelphysiologische Längen- bzw. Spannungsveränderungen anstreben, möchte ich die drei beschriebenen Methoden empfehlen.

Mit der funktionellen Entspannung, der strukturellen Verlängerung und der Mobilisation stehen nun Techniken zur Verfügung, die – jede für sich – genau definierte muskelphysiologische Veränderungen bewirken. Sie können damit gezielt und bedürfnisgerecht eingesetzt werden.

Die Entscheidung, welche der drei Methoden vorrangig zur Anwendung gelangt, hängt neben den physiologischen Ansprüchen auch von
- den individuellen Zielsetzungen,
- den biomechanischen Möglichkeiten bzw. Defiziten,
- der Ausführungsart und vom Ausführungszeitpunkt
- sowie von der persönlichen Einstellung zum Training ab.

Mangelnde Qualität im Beweglichkeitstraining entsteht meistens aufgrund mangelhafter Kenntnisse über
- lokale Beweglichkeitsverluste, also über den Ort des Defizites,
- die physiologische Art dieser Verluste und
- das Ausmaß dieser beweglichkeitsspezifischen Veränderungen.

Bei den vorgestellten Übungen im Kapitel der funktionellen Entspannung kann teilweise das Ausmaß des Beweglichkeitsverlustes in bestimmten Muskeln durch Selbstdiagnose festgestellt werden (vgl. Muskelstatus). Es ist oft schwirig, die physiologische Art der Längenverluste differenziert festzulegen, manchmal ist sie überhaupt nicht genau bestimmbar. So empfiehlt sich für viele Trainierende aus diagnostischen Mängeln primär eine Gewichtung der funktionellen Entspannung und der Mobilisation besonders nach intensiven muskulären Belastungen.

Die strukturelle Verlängerung hingegen sollte aus prophylaktischen sowie aus der Sicht der komplexen leistungsphysiologischen Zusammenhänge ein Bestandteil des Alltags, der Trainingseinheiten und des spezifischen Beweglichkeitstrainings sein.

Die meisten Übungen der drei Methoden sind mit einem zumutbaren Aufwand erlernbar. Einige wenige Ausnahmen bilden v.a. Dehnübungen der funktionellen Entspannung. Die Schwierigkeiten im Lernprozeß ergeben sich hier manchmal aus der anatomischen Lage des Zielmuskels, verbunden mit biomechanischen und technischen Komponenten. Sie werden deshalb anfänglich manchmal als etwas kompliziert empfunden. Doch für neugierige Menschen mit Erfolgsambitionen stellen eventuelle Anfangs- und Umstellungsschwierigkeiten kaum eine Hemmschwelle dar.

Grundsätzlich gilt für alle Dehnübungen – egal welcher Methode und welchen Schwierigkeitsgrades – immer (wie schon im 1. Kapitel dieses Buches vermerkt): Es muß konzentriert und gefühlvoll vorgegangen werden. Nur so ist es möglich, daß die dehnungsspezifischen Merkmale der jeweilig angewandten Methode umgesetzt und die leistungsphysiologischen Ziele erreicht werden. Und nur so kann die Übung individuellen biomechanischen Konstellationen gerecht werden.

9 Literatur

Baviera B.: Grundlagen der Entspannung. Physiotherapie-Bulletin. September 1989; 22: 17–23

Frick H., Leonhardt H., Starck D.: Allgemeine Anatomie; Spezielle Anatomie. 4. Aufl., Stuttgart: Georg Thieme 1992

Hides A., Jull G., Richardson C., Hodges P.: Lokale Gelenkstabilisation: Spezifische Befunderhebung und Übungen bei lumbalen Rückenschmerzen. Manuelle Therapie. 1997; 1: 8–15

Klinke R., Silbernagel S.: Lehrbuch der Physiologie. 2. Aufl., Stuttgart: Georg Thieme 1996

Platzer W.: Taschenatlas der Anatomie. Bd. 1, 6. Aufl., Stuttgart: Georg Thieme 1991

Morgan D., Lynn R., Wood S., Talbot J., Proske U.: Departement of Physiology, Monash University, Clayton, Melbourne, Australien. Vortrag über Muskelphysiologie am Second World Congress of Biomechanics, Amsterdam, 1994

Umphred D.: Der Einfluß des limbischen Systems auf die Motorik. Krankengymnastik. 1997; 49

10 Sachverzeichnis

A

Abdominalblasen-System 9
Achillessehne 98
– Dehnung 133
Achillessehnenabriß 99
Adduktorenverkürzung 87
Adduktorenverletzung 87
Agonist 19
Aktin 35
Aktionspotential 14
Aktivität, motorische 8
Alltagsbewegung 33 f, 49
Alter 25, 28
Antagonist 19
– Hemmung, reziproke 30, 47
Antigravitationssystem 8 ff
Arbeitsweise, sitzende 5 f, 49
Armbeugemuskulatur, abge-
  schwächte 20
Arteria vertebralis 58, 145, 147, 149
Arthritis 32
Arthrose 21
– Beweglichkeitstraining 32
Arthroseprophylaxe 22
Atmung 153
ATP 35
ATPase 14
ATP-Mangel 7, 37
Atrophie 3, 14 ff
Ausdauerathlet 99

B

Ballett 102
Bänder 32 f
Bänderdehnung 32
Bandscheibe, Entlastung 77
Bandscheibenprolaps 32
Bandscheibenprotrusion 32
Bandscheibenschaden, degene-
  rativer 76
Bandscheibenstoffwechsel 157
Bauchmuskelkräftigung 123
Beckenkippung 95
Beckenstabilisierung 76, 78
Behandlung, lokale 43
Beinbelastung, asymmetrische 76, 81
Belastung, unphysiologische 31

Belastungsharmonie 26
Belastungsmonotonie 5 ff
Belastungsprofil, verändertes 20
Belastungsschmerz 21
Beruf 7, 49
Beweglichkeit 28
– allgemeine 28
– Alter 28
– Ermüdung 29
– Genetik 28
– Geschlecht 28 f
– optimale 33
– spezifische 28
– Tageszeit 29
– Temperatur 29
Beweglichkeitsgrenze 33
Beweglichkeitsnorm 34
Beweglichkeitstraining 29
– Arthrose 32
– intramuskuläres 43
– Zukunftsperspektive 2
Beweglichkeitsverlust 28
Bewegung, ästhetische 22
– harmonische 22
– limbisches System 12
– ökonomische 22
– stereotype 5 f
– willkürliche 14
Bewegungsamplitude 29
Bewegungsapparat, aktiver 29 ff
– passiver 28, 31 f
Bewegungsmangel 5
Bewegungsmonotonie 2, 6 ff
Bewegungsraum 28
– aktiver 28
– maximaler 28
– passiver 28
Bewegungstherapie 12
Bewegungsvielfalt 6
Bierbauch 9
Blutdruck, niedriger 14
Brustmuskel s. Musculus pectoralis
Brustwirbelsäule, Flexion/Exten-
  sion 162
– Hypomobilität 153
– Mobilisation 140
– Rotation 160 f
– Seitwärtsbewegung 157, 162
Brustwirbelsäulengelenk, Mobili-
  sation 153 f, 160 f

C

Cool down 47

D

Degeneration 5 f, 11
Dehnfähigkeit 28
– Abnahme 28
– Faktor, begrenzender 30
– Verbesserung 29
Dehnreiz, häufiger 39
Dehntechnik, neuromuskuläre 47
Dehnung 1
– aktiv dynamische, lang-
  same 103
– aktiv statische 30, 47
– Defizit 1
– einseitige 23
– Geschwindigkeit 30
– Hemmung 30 f
– intermuskuläre 43, 74, 108
– lokale 108
– bei muskulärer Dysbalance 23
– passiv statische 47
– Qualitätsmerkmale 1 f
– Prophylaxe 50
– Zugschmerz 30
Dehnungsdauer 38
Dehnungseffizienz 2
Dehnungspriorität 49 f
Dehnungsziel 46
Differentialtherapie 42 ff
Durchblutung 40
– Reduktion 40
– Steigerung 140
Dysbalance, muskuläre 6, 9, 18 ff
– – Auswirkung auf die
  Gelenke 21 f
– – – die Muskulatur 20 f
– – Behandlungsweg 23
– – Definition 19
– – Entspannung, funktionelle 44
– – Entstehung 19 f
– – Muskelanalyse 22 f
– – trainingsbedingte 22
– – Vorkommen 23
Dysharmonie, muskuläre 9, 18 f, 23 ff
– – Behandlungsgrundsatz 26

Sachverzeichnis

Dysharmonie, muskuläre
– – Definition 23
– – Einteilung 23 f
– – Entstehung 25
– – Folgen 26
– – geschlechtsspezifische 25
– – Muskelanalyse 26
– – trainingsbedingte 26 f
– – Verlängerung, strukturelle 43
– – Vorkommen 26 f
Dystrophie 12, 15

E

Eigenreflex 30
Endomysium 29
Entspannung 6 f, 12 f, 35
– erschwerte 21
– funktionelle 35 ff
– – Anwendungszeitpunkt 47
– – Ausführung, technische 46
– – Ausführungsdichte 48
– – Ausführungshäufigkeit 48
– – Dehnreiz 31
– – Dehnungspriorität 49
– – Durchführung 35 f
– – Entspannungstechnik 47
– – Erfolgsaussicht 49
– – Erfolgsdezimierung 49
– – Grenzen 46
– – Indikation 17
– – Kombination 42 f
– – Methodenvergleich 44
– – bei muskulärer Dysbalance 23
– – Nutzen 46
– – Reizintensität 48
– – Theorie 45 ff
– – Veränderung, intramuskuläre 43
– – Vorgehen 47 f
– – Wahrnehmung 36
– – Wirkung 46
– – Ziel 35, 46
– – Zielmuskel 51
– – Zugrichtung 36
– intermuskuläre 43
– lokale 43
– Mobilisation 140 f, 144
– strukturelle 42
Entspannungshocke 133 f
Entzündung 11
Epicondylus lateralis humeri 52
Epimysium 29
Ermüdung 7, 15, 29
Eutrophie 15

F

FE s. Entspannung, funktionelle
Fehlbelastung 2, 7
Fingerstrecker s. Musculus extensor digitorum
Flachbankdrücken 114
Flexibilität 28
– Abnahme 7, 20
Fluchtreflex 10
Fremdreflex 30
FT-Faser 4

G

Gelenk 31 f
– Beanspruchung 9
– Hypermobilität 32, 41
Gelenkbeweglichkeit 7, 108
– Knochenhemmung 33
– Muskelhemmung 33
– reduzierte 22, 32
Gelenkfläche 31
Gelenkflüssigkeit 21
Gelenkigkeit 28
Gelenkinstabilität 33
Gelenkkapsel 21
– Defizit, struktureller 28
– Mobilisation 140
– Überreizung 102
– Vernarbung 32
Gelenkkörper, freier 32
Gelenkmobilisation 41 f, 144
Gelenksperre, schmerzhafte 32
Gelenkstabilität 32
Gelenkstoffwechsel 21 f
– Aktivierung 48
Gelenksymmetrie, gestörte 21
Genu valgum 95
Gesäßmuskel, tiefer 74 f, 80
Gewebedurchblutung 14
Gewicht 111, 113
Golgi-Sehnenorgan 30 f
Gonarthrose 95
Grätschwinkel 88
Grundspannung, Verlust 5
g-Schleife 30

H

Halswirbelsäule, Rotation 149
Halswirbelsäulengelenk 147, 149
Haltemuskel 3
Haltung 3
– monotone 5
Haltungsfehler 8
Haltungsinsuffizienz 9, 20
– Dysharmonie, muskuläre 26
Haltungswechsel 4
Handstrecker, radialer, kurzer s. Musculus extensor carpi radialis brevis
Hantel 113
Heben 20
Hirnforschung 12
Hocke 134
Hohlkreuz 95

Hüftgelenk, Beugung 94
– Streckung 89
Hüftgelenksarthrose 81, 83
Hüftlendenmuskel s. Musculus iliopsoas
Hüftmuskulatur, Schwächung 81
Hürdenläufer 34
Hyperaktivität, neuromuskuläre 20, 140
Hyperlordose 78, 95
Hypermobilität 34
Hyperstabilität 41
Hypertrophie 3, 15 f, 21
Hypomobilität 34
Hypotrophie 15

I

Iliosakralgelenk 31
Immobilität 11
Inaktivität 5 f, 14
Insertionstendinose 31, 84

K

Kälte 13
Kälteadaptation 13
Kalzium 14
Kalziumeinlagerung 31
Kammuskel s. Musculus pectineus
Kapuzenmuskel s. Musculus trapezius
Kleidung 13
Kniegelenk, Beugung 89, 98
– Scherkraft 1
– Streckung 94
Knochenhemmung 33
Knorpelernährung 21 f
Kontraktibilität, Abnahme 7
Kontraktionskraft 14
Kontraktur 14
Koordinationsfähigkeit 71
Koordinationsstörung 14, 19
Körperform 8
Körpergefühl 39, 71
Körpergewicht 8
Körpergröße 8 f
Kreislauftraining 14
Kunstturnen 34, 102
Kyphose 9

L

Laktat 21
Längenreiz 5, 38
– adäquater 102
– Dosierung 38
– Mangel 37
Langhantel 117
Läuferknie 84

Sachverzeichnis

Leistenregion, Kompressions-
  schmerz   83
Leistungsdysbalance   18, 21
Leistungsdysharmonie   18 f, 24, 26
Leistungsfähigkeit   20
Leistungshilfe, synergistische   3
Leistungssportler   21
Leistungsverlust   26
Lendenmuskel, viereckiger s.
  Musculus quadratus lumborum
Lendenwirbelsäule, Flexion/
  Extension   162
– Rotation   33
– Seitwärtsbewegung   158, 162
– Stabilisation   76
– Verletzung   153
Lendenwirbelsäulengelenk,
  Mobilisation   155 f, 158
Limbisches System   10, 12 f
Lordose   9
Lumbalflexion   70

M

Magnesium   14
Mangelversorgung   14
MDB s. Dysbalance, muskuläre
MDH s. Dysharmonie, muskuläre
Mechanorezeptor, Entlastung   8
Membrana synovialis   32
Methodenkombination   42 f
Mobilisation   39 ff
– Ausführungsdichte   141
– Bewegungsform   40
– Bewegungsraum   40 f
– Erfolgsaussicht   141
– Erfolgsdezimierung   141
– Gelenkkapsel   41 f
– Grenzen   141
– Grundlagen, biomechanische   40
– – stoffwechselphysiologische   39 f
– Häufigkeit   41
– Indikation   17
– Intensität   40
– Kombination   42 f
– Methodenvergleich   44
– Muskelverspannung   42
– Nutzen   140 f
– Theorie   139 ff
– Veränderung, intramuskuläre   43
– Vorgehen   141
– Wirkung   140
– Ziel   40, 140
– Zielbereich   143 ff
Mobilität   34 f
Mobilitätsverlust   41
Monotonie   5
Aα-Motoneuron   30
α-Motoneuron   4, 10 f
Aγ-Motoneuron   30
Motoneuron, Aktivitätsmodu-
  lation   12

– Erregung, kumulative   5
Motorische Endplatte, Ermüdung   7
Musculus abductor pollicis
  brevis   31
– adductor brevis   86
– – Dehnung   128
– – Dysbalance   23
– – Entspannung, funktionelle   86 ff
– – longus   86
– – magnus   86
– – minimus   86
– – Muskelstatus   88
– – Verkürzung   6
– – Verlängerung, strukturelle
     119 f, 131 f, 137 f
– biceps brachii   4
– – – Dysbalance   23
– – femoris   89
– deltoideus   62
– erector spinae   4, 24, 62
– – – Abschwächung   20
– – – Biomechanik   70
– – – Dehnung   49 f
– – – – bilaterale   69 ff
– – – – unilaterale   72 f
– – – Dysbalance   23
– – – Dysharmonie   26
– – – Leistungsphysiologie   70
– – – Mobilisation   155 f, 158 f
– – – Spannung   73
– – – Verkürzung   5, 72
– – – Verlängerung, strukturelle
     125 f, 129 f, 133 f
– extensor carpi radialis
  brevis   52 f
– gastrocnemius, Dehnung   90,
  93, 122
– – Entspannung, funktionelle   98 ff
– glutaeus, Kräftigung   129, 131
– – maximus   24
– – – Dysbalance   23
– – – Dysharmonie   26 f
– – medius   23, 27
– – minimus   23, 27
– gracilis   86
– – Denung   120
– iliocostalis   69
– – Entspannung   157
– iliopsoas   24
– – Anatomie   78
– – Dehnung   49 f
– – Dysbalance   23
– – Dysharmonie   26
– – Entspannung, funktionelle   78 f
– – Längenabnahme   5 f
– – Längenreiz   5
– – Tonus, niedriger   25
– – Verlängerung, strukturelle
     127 f, 129 f, 135 f
– infraspinatus   62
– ischiocruralis, Anatomie   89
– – Dehnung   49 f
– – Dysbalance   19, 23

– – Dysharmonie   26
– – Entspannung,
     funktionelle   89 ff
– – Muskelstatus   91
– – Verkürzung   6
– – Verlängerung, strukturelle
     117 f, 125 f, 127 f, 129 f, 131 f,
     135 f
– latissimus dorsi   62
– – – Muskelspindelzahl   31
– levator scapulae   62
– – – Dehnung   49 f
– – – Dysharmonie   27
– – – Entspannung,
     funktionelle   60 f
– – – Mobilisation   151 f
– – – Verkürzung   5
– longissimus capitis, Dehnung   50
– – – Entspannung,
     funktionelle   58 f
– – – Mobilisation   147 f
– – thoracis   69, 157
– multifidus, Aktivierung,
     vorprogrammierte   125
– – Dehnung   49 f
– – Dehnungskapazität   69 f
– – Dysharmonie   27
– – Entspannung   62, 157
– – – funktionelle   69 ff, 74
– – Mobilisation   160 f
– – muscle stiffness   69, 125
– – Überlastung   1
– – Verlängerung, strukturelle
     123 f, 125 f, 129 f
– pectineus   86
– – Verlängerung, strukturelle
     127 f, 135 f
– pectoralis major   65
– – – Dysbalance   23
– – – Entspannung,
     funktionelle   65 ff
– – – – Muskelstatus   68
– – – Verkürzung   5, 63
– – – Verlängerung,
     strukturelle   113 f
– peronaeus   133 f
– piriformis, Dehnung   49 f
– – Dysharmonie   27
– – Entspannung, funktionelle
     74, 80 ff
– – Insertionstendinose   81
– plantaris   98
– quadratus lumborum,
     Anatomie   76
– – – Asymmetrie   159
– – – Dehnung   49 f, 131
– – – Dysbalance   19, 23
– – – Entspannung, funktionelle
     74, 76 f
– – – Mobilisation   158 f
– – – Verkürzung   5, 77
– – – Verlängerung,
     strukturelle   129

Sachverzeichnis

Musculus quadriceps femoris   3, 24
– – – Dehnung   1
– – – Dysbalance   19, 23
– – – Dysharmonie   26 f
– – – Entspannung,
    funktionelle   94 ff
– – – Kräftigung   131
– – – Muskelstatus   97
– – – Tonus, hoher   25
– – – Verlängerung, strukturelle
    115 f, 127 f, 129 f, 133 f, 135 f
– rectus abdominis   24
– – – Dysbalance   23
– – – Dysharmonie   26 f
– – femoris, Dehnung   1, 49 f
– – – Entspannung,
    funktionelle   94 f
– – – Verkürzung   6, 95
– rhomboideus, Dysbalance   23
– – Dysharmonie   27
– – major   62
– – minor   62
– rotator   74
– – brevis   62
– – – Mobilisation   160 f
– – longus   62
– – – Mobilisation   160 f
– – Verlängerung, strukturelle   123 f
– scalenus, Dehnung   112
– semimembranosus   89
– semispinalis capitis, Entspannung, funktionelle   56 f, 62
– – – Verlängerung, strukturelle   109 f
– cervicalis/thoracis   56 f, 62
– – Dehnung   49 f
– – Mobilisation   147 f
– semitendinosus   89
– serratus anterior   62
– soleus, Dehnung   93, 122
– – Entspannung,
    funktionelle   98 ff
– splenius capitis, Dehnung   49 f
– – – Entspannung,
    funktionelle   58 f
– – – Mobilisation   149 f
– subscapularis   62
– supraspinatus   62
– tensor fasciae latae, Dehnung   50
– – – – Dysbalance   23
– – – – Dysharmonie   27
– – – – Entspannung,
    funktionelle   84 f
– – – – Insertionstendinose   84
– teres major   62
– – minor   62
– tibialis anterior, Dysbalance   23
– trapezius   3
– – pars descendens,
    Dehnung   49 f
– – – – Dysharmonie   27
– – – – Entspannung,
    funktionelle   54 f
– – – – Mobilisation   147 f, 149 f,
    151 f
– – – – Verlängerung,
    strukturelle   111 f
– – – transversa   62
– – – – Dysharmonie   27
– – – – Dysbalance   23
– – Verkürzung   5
– triceps brachii   4
– – – Dysbalance   23
– – surae   24
– – – Dysbalance   23
– – – Dysharmonie   27
– – – Entspannung,
    funktionelle   98 ff
– – – Myogelose   100
– – – Verkürzung   6
– – – Verlängerung, strukturelle   121 f, 125 f, 133 f
– vastus intermedius   94
– – lateralis   94 f
– – medialis   94 f
Muskel, Gebrauch   25
– hyperaktiver   9
– hypertonisierter   4
– Kapazität, metabolische   25
– Leistungspotential   25
– neutraler   3 f
– normotoner   4
– phasischer   3 f, 20
– statischer   3
– tonischer   3 f
– – Dehnung   49
– – Dysbalance   20
– Veränderung, funktionelle   20 f
– – metabolische   21
– – morphologische   20
– wirbelsäulennaher   123
Muskelaktivität   4 ff
Muskelanalyse   22 f, 26
Muskelatrophie   3, 14 ff
Muskelbauch   46
Muskeldehnung s. Dehnung
Muskelfaser   35
– Dehnfähigkeit   29
– Dehnungswiderstand   29
– intrafusale   31
– Verkürzung   16
– Verlängerung   16, 102
Muskelfaserlänge   37
Muskelfasertypus   4
Muskelfaszie   29
Muskelhemmung   33
Muskelhypertrophie   3, 15 f, 21
Muskelkette   23 f
– hintere   26
– vordere   26
Muskelkontraktion   7, 30, 40
– Kalzium   14
– Physiologie   35
Muskelkräftigung   10, 23
Muskelkrampf   7
Muskellänge   11, 17
– Anlage, genetische   8, 25
Muskelreflex   30
Muskelschlinge   23 f, 27
Muskelspannung   40
Muskelspindel   30
– Anzahl   31
– Sensibilitätsänderung   30
Muskelstatus   22 f, 26
– erweiterter   43
Muskeltonus, erhöhter   3, 7
– – Nutritionsstörung   14 f
– – Wärmebildung   13
– Kontrolle   30
– Verringerung   3 f
Muskelverkürzung, Definition   17
– bei Dysbalance   20
– funktionelle   16
– – Entspannung, funktionelle   17
– – Folgen   20
– – Muskelmobilisation   17
– Mangelversorgung   14
– Physiologie   3 ff
– Prophylaxe   17
– Schonhaltung   10
– strukturelle   5 ff, 17
– – Muskelhypertrophie   16
– Therapie   17, 102
– traumabedingte   11
– Ursache   5, 7
– Verlängerung, strukturelle   42
Muskelverlängerung
    s. Verlängerung
Muskelverspannung, akute   47
– Definition   16 f
– Entspannung, funktionelle   42, 46
– Fehlbelastung   7
– funktionelle   5, 7
– Gefühlsschwankung   12
– Mobilisation   42
– Physiologie   3 ff
– Prophylaxe   7, 140
– Schmerz   10 ff, 17
– Stoffwechseldefizit   21
– Temperaturschwankung   13
– Therapie   8, 11 ff, 17
– thermoregulatorisch
    bedingte   13
– Überbelastung   7
– Übergewicht   8
– Ursache   3
Muskelweichmacher   140
Muskuläre Dysbalance
    s. Dysbalance, muskuläre
– Dysharmonie s. Dysharmonie,
    muskuläre
Muskulotendinöser Übergang   46
Myofibrille   35
Myofilament   16, 35
Myogelose   60
Myosin   35

Sachverzeichnis

N

Nackenmuskel 56
– Mobilisation 145 f
Nackenstrecker s. Musculus semispinalis
Nackenverspannung 13
Nahrung 14
Nervus ischiadicus 80
Nozizeptor 10
Nutrition 14 ff

O

Oberschenkelanzieher s. Musculus adductor
Oberschenkelmuskulatur, hintere s. Musculus ischiocruralis
– vordere s. Musculus quadriceps femoris
Operation 10 f, 25
Ossifikation, belastungsbedingte 31

P

Perimysium 29 f
Planta-pedis-Muskulatur 133 f
Plantarflexion 98
Potential, sensomotorisches 4 f
Prophylaxe 50
Proprizeptor 30

R

Reflexmechanismus, neuromuskulärer 47
Rehabilitation 10, 49
Reibungskoeffizient 21
Reizarmut 5, 9
Reizdauer 38, 104
Reizdefizit 20
Reizform 38 f
Reizhäufigkeit 38, 104 f
Reizintensität 38, 104 f
Reizüberflutung 3, 6
Reizverlust 7
Relaxation, postisometrische 47
Retropatellararthrose 96, 116, 128
Rheumatische Erkrankung 11
Riemenmuskel s. Musculus splenius
Rückenbeschwerden, degenerativ verursachte 124
Rückenmuskel, vielgespaltener s. Musculus multifidus
Rückenmuskulatur, lumbale, Dehnung 131, 133
– obere, Mobilisation 145
– tiefe 51

– – Entspannung, funktionelle 74 f
Rückenschmerzen 77
Rückenstrecker s. Musculus erector spinae
Rumpf-Bein-Muskelschlinge 27
Rumpfbeugen 78
Rumpfstabilisation 66
Rundrücken 70

S

Sarkomer 14, 16, 35
– Abbau 37
– verkürztes 35
Sarkomeranzahl, Abnahme 17, 37, 21
– Erhöhung 37
Sauerstoffversorgung, reduzierte 21
Schleudertrauma 110, 148
Schlottergelenk 32
Schmerzen 6
– Therapieansatz 11 f
Schmerzsystem 10 ff
Schnellkraftsportler 99
Schonhaltung 10
Schonreaktion 11
Schuhabsatz, hoher 19, 121
Schulter-Arm-Elevation 60
Schulterblattdrehung 54
Schulterblattheber s. Musculus levator scapulae
Schulterblatthebung 60
Schultergelenk 32, 113
– Mobilisation 151 f
Schultergürtel 26 f
Schulterhebung 54
Schultermuskel, dorsaler 62 ff
Schutzkontraktion 30
Schwangerschaft 8 f
Schwerelotlinie 8 f
Schwindel 58, 149
Sehne 31
– Elastizitätsverlust 31
Sehnenansatzentzündung 31
Sehnendehnung, spezifische 31
Sehnenfaser 31
Sehnenrezeptor 31
Sehnenverkürzung 31
Sensomotorisches System 5
Sitzen 5, 49
Skoliose 9, 76
Spannung 6
Spannungsdysbalance 18, 21
– funktionelle 18
– strukturelle 18
Spannungsdysharmonie 18 f, 24, 26
Spannungsrezeptor 31
Spannungsverlust 20
Spondylolyse 32

Sport 7
– biomechanische Ansprüche 34
– Verspannungsprofil 49
Sportbekleidung 13
Sportgymnastik 102
Stabilität 34 f
ST-Faser 4
Stoffaustausch 14
Stofftransport 14
Stoffwechsel 39 f
Stoffwechseldefizit 3, 7
– Therapieansatz 12
– Ursache 20
Stoffwechselkapazität, eingeschränkte 21
Stoffwechselstimulation 44, 140
Streckreflex 30
Stretching 1
SV s. Verlängerung, strukturelle
Synergist 19 f
– Funktionseinbuße 21
Synovia 32

T

Temperaturerhöhung 29
Temperaturschwankung 13
Tennisellbogen 52
Thermoregulatorisches System 13
Torsionsskoliose 78
Trophik 15 f

U

Überbelastung 7
Übergewicht 8
Ulnarabduktion 52

V

Verlängerung, Methoden 28, 35 ff
– physiologische Grundlagen 28 ff
– strukturelle 1, 17, 37 ff
– – Anwendungszeitpunkt, optimaler 103
– – Atmungskontrolle 105
– – Ausführungsdichte 106
– – Ausführungshäufigkeit 106
– – Dehnung, intermuskuläre 108
– – – lokale 108
– – Dehnungspriorität 106
– – Dehnungsreiz 31
– – Dehnungstechnik 103 f
– – Durchführung 39
– – Erfolgsaussicht 106
– – Erfolgsdezimierung 106
– – Grenzen 103
– – Kombination 42 f
– – Methodenvergleich 44
– – Muskelverkürzung 42

Verlängerung, strukturelle
– – Nutzen   102 f
– – Partnerübung   108
– – prophylaktische Aspekte   102
– – Reizdauer   38, 104
– – Reizform   38 f
– – Reizhäufigkeit   38, 104 f
– – Reizintensität   38, 104 f
– – Theorie   101 ff
– – Vorgehen   105
– – Wirkung   37, 102
– – – intermuskuläre   43
– – – interstrukturelle   102
– – Wirkverlust   104
– – Ziel   39, 102
– – Zielmuskel   107 ff
Verletzung   10 f, 25
Verletzungsrisiko, erhöhtes   7
Vitamin E   14

W

Wadenbeinmuskel s. Musculus peronaeus
Wadenmuskel s. Musculus triceps surae
Wadenmuskulatur, Dehnung   90, 93, 98 ff
Wärme   12
Wärmebehandlung   13
Wärmebildung   13
Wippen   1
Wirbeldreher s. Musculus rotator
Wirbelsäule, Hyperstabilität   70
– Mobilisation, komplexe   162
– Zone, neutrale   70
Wirbelsäulengelenk, Fehlbelastung   41
Wirbelsäulenimmobilität   32
Wirbelsäuleninstabilität   70, 123
Wirbelsäulenmuskulatur, autochthone   62 f
Wirbelsäulenrotation   75, 124, 160
Wirbelsäulenstabilität   125
Wohlbefinden   34

X

X-Beine   95

Z

Zehengelenk, Versteifung   41
Zone, neutrale   70
Z-Streifen   35
Zugschmerz   30, 70